■21世纪医学人文素质教育新教材系列

张瑞宏◎主编

医患交流与沟通

西南交通大学出版社
SWJUP Http://press.swjtu.edu.cn

图书在版编目（CIP）数据

医患交流与沟通 / 张瑞宏主编. —成都：西南交
通大学出版社，2011.5（2018.7 重印）
21 世纪医学人文素质教育新教材系列
ISBN 978-7-5643-1108-7

Ⅰ. ①医… Ⅱ. ①张… Ⅲ. ①医院 – 人间关系 – 教材
Ⅳ. ①R197.322

中国版本图书馆 CIP 数据核字（2011）第 033630 号

21 世纪医学人文素质教育新教材系列

医 患 交 流 与 沟 通

张瑞宏　主编

责 任 编 辑	臧玉兰
封 面 设 计	原谋书装
出 版 发 行	西南交通大学出版社 （四川省成都市二环路北一段 111 号 西南交通大学创新大厦 21 楼）
发行部电话	028-87600564　028-87600533
邮 政 编 码	610031
网　　　址	http://www.xnjdcbs.com
印　　　刷	四川森林印务有限责任公司
成 品 尺 寸	185 mm×260 mm
印　　　张	10.25
字　　　数	256 千字
版　　　次	2011 年 5 月第 1 版
印　　　次	2018 年 7 月第 8 次
书　　　号	ISBN 978-7-5643-1108-7
定　　　价	24.80 元

图书如有印装质量问题　本社负责退换

《医患交流与沟通》
编 委 会

序

  由昆明医学院一批从事医学伦理学和临床教学的教师编写的《医患交流与沟通》这本教材，不仅是对当前国内外医学教育教学内容改革的回应，也是医疗卫生行业贯彻科学发展观、落实以人为本思想的具体体现，对医学院校高素质人才培养具有积极的意义。

  医学是研究人的健康和疾病及其相互转化规律的一门学科，医学教育具有社会性、实践性和服务性等特点。医院作为社会的一种福利性事业，把患有不同程度疾病的人，即在精神上、心理上相对脆弱的人作为服务对象，因此医疗卫生事业的发展就应该遵循以"以人为本"为核心的思想理念，医务工作者就应该以救死扶伤、实行人道主义为己任。当人的生命健康出现问题时，医院除了用医疗技术帮助患者解除身体上的病痛之外，还应该帮助患者解除或减轻精神上和心理上的压力。

  近年来，医患关系一直是社会各界关注的热点，传统意义上的医患关系在新的历史条件下受到了前所未有的挑战。特别是在市场经济条件下，医患关系的紧张已经引发了关于医疗制度、医疗改革、医疗管理等多个层面的研讨和关注。临床医务工作者也逐步认识到，在引发医患矛盾的诸多因素中医患沟通不充分、不到位是其中一个因素。医患之间的沟通不仅为诊断所必需，也是治疗中不可缺少的重要方面。医务工作者只有增强与患者进行交流沟通的意识，提高其运用相关技巧解决医患问题的能力，才能更好地提高医疗服务质量水平。目前，我国医学伦理学界对人文关怀理念的研究和认识取得了很多进展。在尊重患者的生命、尊重患者的人格、尊重患者平等的医疗权利等人道主义医德观越来越深入人心的基础上，大家比较认同的是作为医疗主体的临床医务工作者必须具备广博的人文素养，这样才能对其工作对象——患者施以人文关怀。这就要求医务工作者不仅要知道患者生理上患病的原因，能用自己的医疗技术帮助患者解除身体上的病痛，而且要理解患者心理上和精神上的压力，并能够给予必要的关怀和照顾，以帮助患者解除或缓解这些压力，要做到这些，交流与沟通是必不可少的。美国中华医学基金会国际医学教育专门委员会制定了指导全球医学教育的《全球医学教育最低基本标准》，其中交流沟通技能是最低基本要求之一。他们认为这是赢得患者的信任和理解，取得患者的配合，改善医疗效果和提高医疗服务质量的基本条件。

  随着医学科学技术的发展和社会的进步，医患沟通越来越成为医疗服务必不可少的重要工作环节。医患沟通与交流技巧是医学、心理学、伦理学、社会学、行为学等多种知识的综合应用，也是临床医务工作者和医科学生必须掌握的基本功。高等医学院校承担着培养未来医务工作者的重任，在教会学生掌握医学知识的同时，必须加强医学人文素质的教育，使医务工作者在面对自己的服务对象时，有爱心、同情心和责任心，同时培养他们善于与患者沟通交流的能力。

二十世纪九十年代以来，各医学院校开始注重医学的人文性和社会性，开设了大量的人文社会科学课程，如医学心理学、医学伦理学、临床医学导论等课程，并将医患沟通作为医学伦理学的重要补充，成为医学院校人才培养的重要内容，这符合现代医学教育观的要求。我期待这门课程和这本教材在培养适应现代医学模式的优秀医学人才工作中发挥更大的作用。

云南省卫生厅厅长　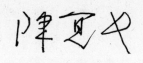

2011 年 4 月 8 日

目 录

绪　论

第一章

第一节　医学的根本属性

一、医学发展

（一）蒙昧时期的原始医学

医学起源于人的本能，并逐渐演变为经验医学。在漫长的历史过程中，古人逐渐学会用各种办法解除创伤和疾病所带来的痛苦。譬如用冷水缓解发热，用包扎的方法止血，使用植物、矿物质治病，利用尖锐石器作为石刀进行脓肿切开，甚至会用骨针缝合创口等。考古发现，早在新石器时代，人类就通过适当加工的工具进行钻颅术。但是，在生产力极其低下的时期，人们对疾病的认识和治疗手段十分有限。所以，同情、安慰、照顾等方式成为患者战胜疾病的重要手段。

在古代，人们往往把一些特殊的生命现象、不能见到直接病因的疾病和难以治疗的疾病，归因于超自然的神或某种邪恶势力，并相信它们来自于某些神秘的力量，因此常常采用祈祷、诅咒、仪式等以期转祸为福。这就是神灵医学模式，巫医们既懂得一定的医学知识，也精通各种仪式，并标榜能够与诸神和上帝沟通。时至今日，我们在一些地区和某些民族中，仍然能够看到驱邪为主要内容的医学治疗形式。

（二）古代医学发展

有学者把医学发展的历史分为古代医学阶段、近代医学阶段和现代医学阶段。从公元前到 16 世纪为古代医学阶段。这一阶段的显著特点是，人们在认识自身和自然的过程中，医学、宗教、哲学相互渗透，体现了医学与人文科学融为一体的特点。在古代，人们特别强调对医疗技术的热爱和对病人的热爱两者之间的密切关系，这是因为，一方面他们相信医术的目的就是解除病人的痛苦，或者至少减轻病人的痛苦；另一方面则由于他们缺乏有效的治疗和缓解病痛的手段，于是他们在竭力为病人寻找治疗和缓解病痛措施的同时，更注重对待病人的态度和行为方式，通过对病人的同情、关心、安慰等，给予病人情感的关照，帮助病人战胜疾病。

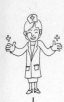

（三）近代医学发展

从 16 世纪到 20 世纪 70 年代为近代医学阶段。这一阶段的显著特征是，随着文艺复兴、资本主义兴起和发展，彻底摧毁了封建权威和宗教神权统治，使科学以意想不到的力量和速度发展起来，科学精神得到充分体现，并在各个领域都占主导地位。伴随着科学技术的进步，近代实验科学较为清楚地说明了人体的生物学过程，为近代医学的发展开辟了广阔的天地。人体解剖学的确立，人体血液循环理论的提出，显微镜的发明，对人体疾病的研究由器官、组织向细胞的深入，微生物和免疫学的创立，X 射线、化学药物的发现和应用，血型的发现等，都为近代医学对人体疾病的分析研究、诊断治疗和生物医学模式的形成提供了理论基础。许多著名科学家譬如维萨里等人对解剖学和病理学的贡献，哈维等人对生理学的贡献，巴斯德等人对微生物和免疫学的贡献等，对近代医学的建立和发展，对生物医学模式的形成起到了非常重要的作用。人类对疾病的认识更加广泛而深刻，医学分科更细，发展更快，治疗更加有效。

生物医学模式是伴随着科学技术的发展和近代医学的建立而建立的。生物医学模式以生物科学为技术基础，以还原论为哲学基础，注重从生物学角度认识健康和疾病，认为每一种疾病都可以也必须在器官、细胞和生物分子上找到可以测量的形态或化学的变化，而且可以确定生物的或理化的特定原因，找到治疗方法，以此来确认健康和疾病的真相。生物医学模式的历史贡献在于，它以理论上的完备、逻辑上的严密，否定了神学唯心论、笼统的整体论、机械唯物论对人体健康、疾病现象的解释，为医疗实践提供了明确、具体的指导。毫无疑问，在生物医学模式占主导的近代医学阶段，医学进步挽救的生命比以往任何一个世纪都多，譬如：磺胺药物与青霉素的发明使感染性疾病得到有效控制，卡介苗与链霉素的广泛运用使导致成千上万人死亡的结核病得到有效治疗；疫苗的研制推广成就了人类消灭天花的壮举；孕产妇和新生儿死亡率已经大大降低；人类平均寿命显著提高等。可以说，如果没有科学精神的引导和科学技术的发展，就没有生物医学模式的出现，也就没有近代医学的杰出贡献，人类也就难以达到今天的健康水平。

（四）现代医学发展

随着人类社会、经济、环境的变化，大量的研究资料表明：疾病不单纯是由生物因素所致，当今人类的健康和疾病不是生物因素所能完全解释的。在现实生活中，许多疾病已由单因单果、单因多果向多因单果和多因多果发展，生物医学模式的片面性与局限性逐渐暴露出来。譬如它在思维方式上比较注重个体，在临床实践中更多地体现以疾病为中心，在诊断治疗上过多地依赖于药物和实验仪器检查，习惯于从生物学的角度认识健康和疾病，在医学教育中比较重视医学知识和技能的传授，而人文知识及其他方面的教育则显得较为薄弱，在临床工作中缺少对人的关怀等。

从 20 世纪 70 年代开始，以爱彻斯特大学医学院恩格尔教授为代表的一批学者，提出了从生物、心理、社会多方面看待病人，看待病症，看待医学，由此引出了医学模式的转变。新的医学模式即生物——心理——社会医学模式，主张在更高层次上把人作为一个整体来认识，从生物学、心理学、社会学、人文学等诸多学科来考察人类的健康和疾病，来认识医学的功能和潜能。医学从此进入了一个崭新的时期，即现代医学阶段。

伴随着 20 世纪科学技术的迅猛发展，新理论、新学科、新技术层出不穷，使现代科学技术形成了具有相互联系、相互影响和相互促进的立体网络式整体系统，它改变着人们的思维方式，转变着传统的思想观念，整体地、综合地、立体地、全方位地认识事物及其过程已成为一种新的认识方法。在科学技术长足发展的推动下，现代医学的面貌也发生了巨大的变化，形成了新的历史条件下的基本特点。诸如科技革命加速了医学的学科分化，使现代医学的专业化特点突出；同时，横向的研究又模糊了学科间的界限，将现代医学连为一个整体。基础医学与临床医学的紧密结合，又促进了医学理论的发展和医疗水平的提高；特别是生物心理社会医学模式对单纯生物医学模式的超越，更是体现了时代的精神，它指导人们全面地、系统地从生物因素、心理因素和社会因素的相互作用中去认识人类的健康与疾病。

二、医学本质

（一）医学是一项社会事业

医学是一门科学，或一门技术、一门技艺，或者说医学是科学与艺术、理论与实践的独特结合。但医学不是纯粹意义上的科学，医学的科学层面，只是医学运用的手段和方法，而不是医学追求的目的。医学的目的是通过医学作为一种社会活动而体现出来的。也就是说，医学的目的——防治疾病、促进健康只是借助于科学的手段和方法而得以实现。而评价医学的最终标准是医学能否为人们（群体或个人）带来幸福。因而医学仅仅被理解为一门学科是不全面的，是片面的，甚至是错误的。医学首先是一项事业，其次才是一门学科。作为一项事业，确切地说，作为一种社会事业或者一种社会活动，它的评价体系不能只从单纯地追求科学真实性上加以考虑，而要从它的目的、成功的标准以及道德责任上进行综合评判。这是医学区别于一般科学的主要特征。

（二）医学是人类的实践活动

医学是一项最古老的社会活动，也是最古老的一门学科，在真正意义上的科学建立之前，医学就已经存在了。伴随着人类文明及科学的发展和进步，医学研究已深入到了更加精细的分子、量子水平，医学服务体系也成为当今社会重要的、不可缺少的组成部分。

医学从一开始，就是随着社会的需要而产生和发展起来的。它既强调形成理论知识，又注重实际应用，最终要适应临床实践和预防医学实践的实际需要。所以，医学在本质上是人类以医学知识为基础的一种有目的的实践活动。因此，医学不仅是以个别的方式存在，也是以社会的方式存在。它不仅在思维方式上依赖于所产生的社会的文化精神，而且在其内容、形式和价值倾向上反映着社会需要和动机、意识形态、文化目标以及历史传统的不同。医学的发展，也表现为一个受历史文化环境影响的社会过程。

（三）医学是具有道德价值的技术

与显现为社会性事业的其他科学相比，医学的目的是通过预防或治疗疾病来增进人们的健康，这种促进人的健康的目的决定了医学实践有它固有的道德价值。医学中的道德责任是医学作为一项事业所固有的原则，即医学实践是否正当，可以从它所追求的目的的道德性上加以判断。如果医生采取的行动是为了病人的利益，而不只是为了获得知识、有利于他人，增加医生的收入、声望或其他什么，我们就应该认可这种医学行为是道德的、正当的。反之，就不是道德的，就不正当。

因此医学所研究的，是人类的生老病死。这既是生物学现象，又因为人的社会性也是一种社会现象。所以，医学对疾病和健康的控制，直接具有一定的社会功能和广泛的社会意义。因此，医学既是作为知识的文化，又是作为文明的文化，体现着社会发展水平。现代医学是在纵横结合的发展中，逐渐进入对相互关系的本质水平的认识。认识的深化，带来了医疗实践活动范围的扩展。在临床医学、预防医学的能力大大提高的同时，出现了人口医学、老年医学、心身医学、社会医学、地理医学等的迅速发展。现代医学既不是古代经验医学那种笼统的认识，也不是近代生物医学那种单一分析的认识，而是对复杂关系的具体认识了。这促进了对医学社会本质更深入的研究与探讨。

医学现代化既是医学科学知识的变革，又是一定经济和社会条件的产物。我国的医学现代化，根本目的还是为了推进社会主义的物质文明和精神文明建设，提高全社会的健康水平。因此，要有适合我国国情的发展方式和体制，以恰当支配对医学知识的充分利用。所以，实现医学现代化，既要求寻求解决健康和疾病问题的具体技术措施，还要求建立一种能推动我国经济和社会协调发展的体系。

三、现代医学呼唤人文回归

（一）当前医学所面临的困难和问题

1. 人们在享受医疗新技术的同时，也为高额的医疗费用所困扰

现代医学的发展，一方面提高了疾病的诊断与治疗效果，另一方面也使医疗费用飞速增长。据统计，1986 年我国卫生总费用为 315 亿人民币，到了 2003 年我国卫生总费用为 6 584.10 亿元，17 年上涨了 20.9 倍。医学维护人类健康、弘扬科学精神和人文精神的神圣职责受到追逐经济利益欲念和行为的玷污。由于医疗卫生费用的快速增长，即使在经济发达国家，财政能力与公众福利费用的增加也难以满足医疗支出的增长。

2. 医疗机构和医务工作者在重视医院硬件建设和改进医疗技术的同时，人文关怀不足

随着医疗技术的快速发展，医生可以使用的医疗设备越来越多，越来越先进，更新周期越来越短。但这些仪器却在病人和医生之间形成了一道道无形的屏障，如医生对各种各样设备仪器、检查、检验的依赖，而较少在病人床边聆听病人的陈述和与病人交谈。许多医生更加关注躯体的问题而忽视病人的情感。

3. 医疗高新技术的应用所引发的社会问题愈来愈广泛，医学伦理方面的问题也越来越突出

随着生物科技的发展，现代医疗技术对人的生、老、病、死可以进行强烈的干预和操纵。医疗科学技术一方面给人类健康带来了前所未有的福音，另一方面也提出了许许多多的社会、法律和伦理问题。

4. 医学教育改革滞后，医科学生缺乏良好的人文素养、沟通能力和服务技巧

尽管新医学模式理论已经为医学界所广泛承认，但不容乐观的是生物医学模式观念在人们的头脑中依然根深蒂固。在很多情况下，医学的基本目标还是仅仅为了找到疾病发生的物质原因和治疗疾病的手段。在当前的医学教育规模和模式下所培养出来的医科学生，普遍缺乏临床实践能力、综合分析能力、敬业精神、交流沟通能力、科研能力和对患者的人文关怀。

5. 医疗纠纷呈上升趋势，医患关系紧张已经超过以往任何一个时期

中国医师协会 2004 年发布的《医患关系调研报告》显示:74.29%的医师认为自己的合法权益不能得到保护，认为当前医师执业环境"较差"和"极为恶劣"的分别达到 47.35%和13.28%。平均每家医院发生医疗纠纷 66 起，发生患者打砸医院事件 5.42 起，打伤医师 5 人；单起医疗纠纷最高赔付额达 300 万元，平均每起赔付额为 10.81 万元。以前发生医疗纠纷，多表现为发生争执，现在经常出现打砸医院、伤害医务人员，甚至有营利组织参与形成职业"医闹"。

6. 物质利益驱使，少数医务人员道德滑坡，玷污了神圣的医学事业

随着新技术的不断研发和使用，医学与市场的结合越来越紧密，当一些从事医学的人像商人一样在医学领域利欲熏心的时候，必然对最具道德价值的医学带来巨大的冲击。这种情况的出现原因极为复杂，除了对物质利益的追求是人的一种本能、职业道德滑坡之外，不良体制和机制也有可能促进人们对物质利益的过分追求。医疗卫生工作如果更多地去关注甚至追求经济利益，必然会严重削弱对患者的人文关怀，违背医疗卫生工作的本质要求，阻碍医疗卫生事业的发展。

（二）新医学模式的应对

进入 21 世纪后，无论是社会、经济、环境、文化，还是医学科学技术，都发生了更加巨大的变化。其表现为：人类对健康的重视程度超过了以往任何一个历史时期，人们对健康与社会、健康与经济关系的认识越来越清晰；健康作为一项基本人权更加受到社会和政府重视，病人对药物和医疗技术的选择以及对服务的要求越来越高。在医科大学里，建立了各种现代化的实验室、技能室，许多现代化的教育手段被不断运用在教学工作中，学生被要求掌握的东西越来越多，但和病人的接触越来越少。现代化医院里装备了各种诊断仪器和设备，B 超、CT、MRA、全自动生化分析仪在诊断治疗中几乎必不可少，肾透析机、心肺机、起搏器、人工脏器等在临床治疗中发挥着重要作用，化学药物、器官移植、生殖技术、介入性治疗等为患者提供了多种有效治疗手段。不断涌现的现代化诊断、治疗技术将医生的注意从关注病人吸引到寻找致病原因、分析偏离正常值的数据、发现细胞或分子的结构和功能变化上。为了更准确、有效地诊治疾病，按疾病的不同位置或类型分类的临床专科和亚专科纷纷建立，不少病人被简化为因机体的某一部位损伤或功能失常需要修理和更换零件的生命机器。为了便于现代化医院的管理，多数医院的病人的姓名也被半军事化的床号所取代，病人常常为了治疗发生在自己身上的不同疾病而要辗转于同一医院的不同科室，医学的整体观渐渐在现代医学诊疗过程中淡化了。医学中的人文精神在现代科学技术洪流的冲刷下失去了往日的光彩。尤其具有讽刺意味的是，当人类在享受现代医学技术提供日益增多的医疗保健服务的同时，人们却对医学的非人性化趋势产生疑惑并提出越来越多的批评。人们呼唤重新审视医学的目的和价值，希望正确评价生物医学模式的利弊，企盼医学人文关怀传统的复兴，以实现医学科学精神和人文精神的统一。

新的医学模式正是在这种背景下产生的，它强调人具有生物、社会双重属性，强调健康是一个生理、心理和社会统一的整体观念，强调医疗服务应当扩展为保健、预防和主动参与的模式。新的医学模式更加接近以人为本的思想。它的研究，一方面向着生态学系统延伸，即从生命与环境的共生与进化关系中把握它的多样性、或然性、偶然性；另一方面向着社会、心理、行为系统延伸，同时坚持科学精神和人文精神在医学中的递进与和谐，推动人文主义价值与理想在医学研究和实践中的逐步复归。

现代医学是以实现新医学模式为主导的医学，新医学模式是对既往医学模式的扬弃，又充分反映时代对医学的要求，是生物医学、心理医学和社会医学的高度综合和统一。现代医学追求的是自然科学与人文科学的高度统一、科学精神与人文精神的高度统一，实现的是以人为本的思想，体现的是具有整体观念的人学。

纵观医学发展的历程，从古代医学到近代医学，再从近代医学到现代医学，无疑是一个螺旋式科学发展的过程。

（三）重塑医学人文精神

医学技术虽然给我们带来了诸多重要的社会问题，但这些问题的解决仍然离不开科学与技术的发展。如果我们因为问题的出现而不顾一切地拒斥新的医学技术，则不可避免地会引发更为严重的问题。在现代医学技术迅猛发展的大潮中，我们既要发挥医学技术的作用，还要探索走出医学技术崇拜和工具理性的道路。这需要在广大医务工作者中，重塑现代医学人文精神。

医学和整个自然科学一样，自文艺复兴以来，也走过了依赖实验，排斥哲学与人文学科的影响，坚持自身独立发展的漫长路程。但是人们对这种倾向并非没有警觉。19世纪在欧洲，就已经兴起过"视病人为人"的运动。19世纪20年代，德国著名病理学家魏尔啸曾提出："医学从本质上讲是一门社会科学。"其后，维也纳医学教授诺瑟格尔指出，"医学治疗的是有病的人而不是病"。美国霍普斯金大学医学教授鲁宾森在其著作《作为人的病人》中告诫医学界不能以"科学的满足"取代"人类的满足"，要求医生"把病人作一个整体来治疗"。乔治亚医学教授休斯顿认为是否尊重患者心理感受，是"医生区别于兽医之所在"。20世纪30年代，著名医学史家西格里斯谈到："当我说与其说医学是一种自然科学，不如说它是一门社会科学的时候，我曾经不止一次地使医学听众感到震惊。医学的目的是社会的，它的目的不仅仅是治疗疾病，更是使人适应他的环境。"自那时起，人们对于医学人文本质的认识愈来愈明确，越来越坚定。

现代医学人文精神的内涵首先是以人为本的核心理念，追求医学技术、科学理性和人文精神三者的统一。医学人文精神既是医学技术行为目的价值的组成部分，又是医学工作者为医学事业而献身的内在动力。失去了医学人文精神，现代医学技术行为是盲目的；而只为医学技术的医学技术，必然也会失去现代医学技术自身存在的价值。1948 年世界卫生组织提出"健康是一种身体上、精神上（心理上）和社会上的完好状态，而不是没有疾病和虚弱现象"的新的健康概念。这一定义对医学提出了更高的要求，充分体现了现代医学模式中人文精神回归的内在趋势，这应当成为一切医学工作者的基本良知和基本追求。

第二节 医科学生素质与能力

一、综合素质

医务工作者所服务的对象是有生命的人，所从事的职业是"健康所系、性命相托"的职业。职业的特殊性对医务工作者提出了特殊的要求，要求他们必须具备较高的综合素质。当前我国高等教育改革和发展的新趋势之一就是，以提高综合素质为目的，加强医学生的人文素质教育。人的素质是个体遗传、后天环境及教育等多种因素相互作用的产物，是人的身心特点的综合的、内在的、整体的体现。人的素质构成不是单一的，而是有着多重要素。任何教育无论是否以提高素质为目的，都会对人的素质产生影响。客观地说，专业教育对提高人的专业素质有着积极的影响，但问题是个体素质构成中单一要素的不平衡发展不仅会影响整体素质的提高，最终也会影响自身的发展。现代医学的实践也表明，优秀的医学人才不仅需要有较高的专业技术水平，而且更需要有较高的职业道德境界和良好的心理素质，也就是必须具备较高的综合素质，否则就难以适应迅速发展的社会医疗保健需求。具体而言，医务工作者的综合素质应包括政治素质、道德素质、文化素质、专业素质及身心素质。

（一）政治素质

政治素质是各类人才都必须具备的。21 世纪将是国际风云不断变幻，国内政治、经济大变革的社会，这就要求 21 世纪的医生要有良好的政治素质。首要的素质就是必须拥护党的基本路线，认同社会主义核心价值体系，掌握必要的政治理论，树立正确的世界观，具有坚定的政治立场。热爱祖国、服务于祖国，信念坚定，勇于追求真理；能够运用科学的观点、思维方法对待前进中的困难。

（二）道德素质

医务工作者必须具备高尚的道德水准，成为思想道德修养的典范。努力实践"救死扶伤，防病治病，实行社会主义人道主义，全心全意为人民的身心健康服务"的医德基本原则。具备尽职尽责、精益求精、平等待患、廉洁行医、慎言守密、团结协作的医德素质。

（三）文化素质

文化素质是最基本的素质，也是提高其他素质的基础和前提。文化素质是一个人经过学校教育、毕业后教育及继续教育等不同的教育阶段及社会实践而逐渐形成和积累起来的。人类社会进入了一个知识大爆炸的时代、生命科学的时代、信息化时代。科学技术呈加速度发展，人类知识的积累呈指数增长，要求医务工作者不断进行知识更新，快速接受新理论、新观念、新技术，广泛涉猎文、史、哲、艺等多学科的知识，并在医疗实践中不断地理解深化，使之内化成自身的素质。

（四）专业素质

专业素质是指对待专业的态度，从事专业的能力和从事专业的习惯。医务工作者的专业素质主要是通过专业教育形成的，是从事专业的基本素质。树立了良好的专业态度，获得了多层次的专业能力，即为从事专业奠定了坚实的基础。通过对医务工作者进行专业发展历史、专业特征、专业发展前景及专业道德教育等方式，使医生了解学医的学生专业在社会发展中所处的重要地位和人类生活中的独特价值，激发热爱专业、献身专业的激情，确立从事专业所必须遵守的职业精神，提高遵守职业道德的自觉性，坚定从事专业、献身专业的信念和信心。

（五）身心素质

身心素质包括身体素质和心理素质，前者是其他各种素质的载体，后者是其他各种素质的灵魂。医务工作者担负着救死扶伤、治病救人，发展祖国医疗卫生事业的重任，必须具备强健的体魄，富有旺盛的精力，同时还要具备健全的心理，保持较高的情商，培养积极主动的追求精神。

二、专业技能

通过系统的教育和培养，医务工作者在获得较扎实的专业基础理论、基本知识和基本技能的同时还获得从事专业的多层次的能力。一般来说，医务工作者应具备以下八个方面的能力：

（一）观察力

观察是一种有目的、有计划的知觉，是人对现实认识的一种主动形式。医务工作者需要敏锐的观察力。病人的神色、气味、声调、精神状态，是疾病的直接反映或间接征候。医务人员要运用敏锐的观察力，在疾病过程中把握诸多复杂因素和变化，进行综合的诊断、治疗和护理。在与病人接触过程中，通过观察了解病人生理、心理需要，及时给予满足或解释，可以增进医患关系，提高治疗效果。

（二）记忆力

记忆力是人脑对过去经历过事物的反映。记忆功能储存和提取人在实践活动中所获得的经验。医务人员在面对众多疾病类型时必须进行比较、鉴别，而许多疾病的典型症状又十分相似，没有良好的记忆就难以鉴别。疾病过程和治疗方案的千变万化，千百种药的药性及适应征的掌握，信息量庞大而复杂，没有良好的记忆力和一定的记忆术是难以胜任的。

（三）思维力

思维是人脑对客观现实的间接的、概括的反映，通过思维使人对客观事物获得规律性和本质特征的认识，是智力活动的核心。在医疗工作实践中，医务人员要善于分析和综合病情，进行推理和判断，概括出疾病发生、发展、转归的规律。思维的任务在于解决问题，诊断就是解决问题的过程。人体疾病虽然具有共性，但表现在病人身上却各有特点，另外医学的对象是人是整体的人，因而医务人员还要着眼于病人的整个生活情况和周围环境的相互关系，避免"头痛医头、脚痛医脚"。思维敏捷性的锻炼对医务工作者也十分重要，如抢救危重病人时，需要正确、敏锐的判断力，在短时间内迅速提出解决问题的正确意见，措施得当，这样才可以挽救病人的生命。

（四）表达能力

语言是思维的外壳，是实际和传递信息的工具。古希腊的名医希波克拉底认为：医生有两件东西能治病，一是药物，二是语言。中肯的语义，和蔼的语调，清晰的语言，对于病人来说有如一剂良药。言语的暗示不仅能影响人的心理和行为，而且能影响人体生理的一系列变化。医务人员在病人面前的每句话，都应该是安慰和鼓励，都应该给病人带来希望，不可轻率言辞。语言也是重要的治疗手段，尤其在心理治疗中更是如此。如患癌症的病人，如果医生给他鼓励、安慰，他会精神振奋，病情随之好转一些；否则，在病人本身就有精神压力的情况下，看到的又是医生绝望的神态，病人就有可能一蹶不振，病情就会恶化。

（五）操作能力

操作能力是使人的智力转化为物质力量的凭借，它是用脑和动手的结合，是认识世界和改造世界的结合。操作能力对学医的学生具有非常重要的意义。医务工作者从事的工作是救死扶伤的工作，需要一针一线、一刀一剪地工作，直接关系到人的生命。所以，从基础实验课学习开始，即应该注意培养操作能力，即积极参与、亲自动手，不能只当旁观者，必须从难从严地注意基本功的训练。在临床实习过程中，更要注意这方面的能力培养，多接触病人，多参加换药、手术等医疗工作，为将来毕业后能娴熟地为病人服务打下良好基础。

（六）应变能力

应变能力是建立在扎实深入的理论知识和娴熟精湛的操作技能基础之上的。这是对医务工作者的特殊要求，在遇到病人急症求医的时候，应该有条不紊，胆大心细，在短时间内将所学的专业知识运用于实践，发挥作用。特别是处理急诊病人时，应具备应急能力，机智果断，不慌不乱。

（七）临诊能力

医务工作者各种能力在实践中的综合应用，体现为诊断能力和临床能力。这种能力的培养对医学生来说是必不可少的，它是在掌握一定专业知识基础上综合能力，通过观察询问，了解病人的主要疾病症状，抓住主要矛盾，有针对性地去解决问题。

（八）创造能力

主要包括：发现新事实，提出新理论，开拓新领域，改革新工具等。创造能力是一个以相当的知识、技能为前提，以各方面能力协调发展为基础的高层次能力结构。一个医务工作者如果仅仅满足于记住形态、机能的概念，缺乏甚至没有研究创新的热情和起码的能力，那么在临床工作中就很难有所作为。

三、沟通能力

医患交流与沟通是指医务人员在日常诊疗过程中，与患者及家属就疾病、诊疗、健康及相关因素（如费用、服务等）方面，有效地表达相互之间的理解、意愿和要求，共同保证医疗工作顺利进行的过程。这一过程主要以诊疗服务的方式进行，构成了单纯医技与医疗综合服务实践中十分重要的基础环节。医患交流与沟通的主要形式有语言沟通、体态沟通、心灵沟通等。在计划经济和生物医学模式情况下，许多医务人员对医患沟通与服务技巧重视不够，随着社会发展和新医学模式转变的要求，提高医患交流沟通能力与服务技巧对广大医务人员显得更加紧迫重要。

医务工作者沟通技能一般由多种要素构成。

（一）深厚的人文素养

医患交流与沟通是人与人的沟通，而且常常是拥有专业知识和技术优势的一方为主导的沟通状态，这就特别需要医务工作者具有较强的人文素养，不仅要有人文知识，还要有人文关怀，从职业标准来说就是要有医学基本观。那些不具备人文素养的医务工作者，即便有沟通的技巧，也不一定能与患者很好沟通，因他不具有与每一个患者沟通的心愿，他有相当强的沟通选择性。所以，人文素养决定了医者愿不愿意与患者沟通，这是态度问题，这也是医患沟通技能提高和应用的动力所在。

（二）友善的礼仪规范

礼仪是思想水平、文化修养、交际能力的外在表现，从医患交流与沟通的角度看，礼仪是医患交往中的一种艺术。医患日常交往中相互之间并不能持续地接触、了解，这要求医务工作者更要重视律己敬人的礼仪和宽和温雅的仪表风度，注重"第一印象"，养成习惯，习惯成自然，给患者的感觉就会更亲切、更可信。要用礼仪表现出仁慈、友善、同情，以此切入患者的心灵。

（三）专业的语言技巧

人际交往中语言如何表达是一门艺术，技巧性很强。医患交流与沟通的语言表达技巧性就更强，因为医务工作者说话的对象是身心患有疾病的患者，这种技巧有相当强的医学专业性。它的技巧性表现在：有的话不能说，有的话一定要说；有的话不可直说，而要婉转地说，有的话则要直说；有的话不让患者说，有的话让患者多说……总之，医者的语言技巧也是行医的基本技能。

（四）敏锐的阅人悟性

能准确地判断对方的心理和行为的真正含义，是人际沟通的重要前提。由于人的个性特征的多样性和社会因素的复杂性，人们在表达意思时，常常不是直截了当，而多是曲折迂回或含蓄隐晦。这就需要沟通者特别是需作主动沟通的医务工作者，更能通过患者及家属的看似简单的语言和行为，领会他们的真实意思。确切地说，善解人意是一种理解人心的能力，是悟性，既有先天的条件又有后天努力的积累。

（五）大度的包容心态

医务人员在与患者及家属交往沟通中，还需要大方宽容的心态和度量。前面我们已谈到，由于病患的影响，患者和家属都会常常处于非正常人的思维和心态中，受不良情绪和异常情感的控制，易表现出狭隘、猜疑、对立、计较以及过分琐碎的言行。这需要医务人员以宽大为怀，心胸开阔，不计较患者及家属过分的言行，不与之发生直接的言行碰撞，而要顺其自然并因势利导，将患者及家属引导到更有利于诊治疾病、增强医患关系的方向上来。

（六）丰富的社会阅历

患者来自社会生活的各个层面，是社会的缩影。如果没有相当的社会阅历和人生经验，医务人员就不能理解他们的真实意思，就不能有效地与患者及家属沟通，更不能解决较复杂的医患矛盾。可以说，较多的社会阅历能帮助医务人员提高学识水平和声望，丰富自身内涵，这也是医务人员成熟干练的标准之一。

（七）精深的医学知识

在医患交往中，让患者及家属对医务人员最敬佩的地方就是医护人员的医学知识与诊疗技能，即"有水平"、"有本事"，这应是医务人员的"看家本领"。患者和家属十分看重医务人员的这种学识与能力，对他们认为放心的人，会比较乐于接受沟通。患者依从性好，往往就言听计从，积极配合，主动交流，十分有利于诊断、治疗，也有利于处理医患关系。

（八）通俗的沟通表达

对于没有受过系统、专业医学教育的患者及社会人群来说，医学知识相当深奥难懂。医务人员基本上都受过良好的医学教育，对一般医学知识和诊疗常规有着较强的理解能力，可以较系统地解释医学知识，并习惯用专业术语讲话。而对患者及家属而言，他们需要通俗的解释，需要简单形象的描述，需要确切的说明，否则他们就不能与医务人员有效沟通。所以，通俗表达医学知识是医患沟通特别重要的一种能力，而且是需要后天努力学习的环节之一。

沟通能力是医疗实践活动的基础。世界高等医学教育联合会《福冈宣言》中指出："所有医生必须学会交流和处理人际关系的技能，缺少共鸣与技术不够一样，是无能力的表现。"美国医学院协会（American Medical Colleges Association）要求，"在培养未来医生时，应使每一位医生不仅具备精湛的医术，更具有良好的沟通能力"。大凡有一定临床工作经验的人都知道，医患沟通与服务技巧是一个比较复杂的多因素相互协调和相互作用的过程。其目的是为了获得患者的信息和信任，增强患者战胜疾病的信心。我们常常发现，凡是受患者欢迎的医生，特别是一些很有经验的老专家，他们很重视医患交流与沟通，能够根据个人的知识和经验，对患者的职业、性格、文化修养、疾病种类及病情变化作出判断，并选择恰当的方式，用温和的语气、得体的措辞、谦虚的态度、通俗的语言、幽默的话语，给予患者良好的心理感受和精神抚慰，从而获得患者的信任，使患者乐于接受检查和治疗，最终在建立平等、互信、互敬的医患关系下实现治疗的期待。

第三节　医学人文教育

一、医学人文教育兴起的背景

人是科学技术的载体。要使我国的医疗卫生事业更好地适应 21 世纪发展需要，首先要培养具有 21 世纪思想素质与技术能力的医学专门人才。但是，迄今为止我国的医学教育基本上仍旧沿袭生物医学模式下的课程设置，在教育的指导思想上重知识技术教育，忽视素质教育；在教育方法上重知识传授和灌输，轻能力培养，忽视人文知识教育与非智力因素的熏陶。目前我国医学生的整体素质和 21 世纪医学科学和社会发展的需要是不相适应的。按生物医学模式培养的学生，他们的思想方法重技术、重硬件（仪器、设备）、关注于个体医疗、擅长微观分析，轻社会决策，疏于软科学与管理才能，忽视群体预防及宏观综合。

在当前形势下，我国的高等医学教育正面临着新的挑战。这些挑战主要来自下面几个方面：

第一，不断增长的社会医疗卫生保健需求使医疗服务的对象、内容、范围和形式等都发生了深刻的变化，服务的对象由原来的少数个体逐步扩大到群体、社区，乃至全社会；服务的场所由院内扩大到社区；服务的内容也由原来的生理方面扩展到社会、心理方面，并由此建立了新的医学模式；服务的形式由原来的以医疗为中心转变为预防、保健、医疗等的全面综合，进一步突出了预防为主的战略思想，这就对医学人才和医学教育提出了更高的要求。

第二，医学从宏观和微观两个方向上迅速发展，宏观的研究已经由个体上升到群体和社会，微观的研究也从原来的器官组织深入到细胞和分子水平，这使得医学教育课程所涉及的内容更为广泛，不仅有自然科学的多学科内容，而且有人文社会科学的理论与方法。

第三，人的健康、保健与社会文化因素关系密切，人口老化、环境污染、疾病谱和死亡谱的改变都要求人们从社会、文化角度去探讨、解决这些问题。

第四，随着医学的发展，传统的生物医学模式正向新的生物-心理-社会医学模式转变，临床医学由过去的以病为中心向以人为中心转变，从而对医务人员的人文素养提出了更高的要求。

第五，国际高等教育正出现重视人文教育和课程综合化发展的新趋势。

面对这些挑战，我国的高等医学教育近年来已经进行了一系列的改革与调整，并取得了不少成果。但还存在着不少问题，主要是：医科院校毕业生的人文素养差，职业道德水平不高；专业面过窄，知识结构不合理，缺少创造性思维；综合素质欠缺等。这些都与临床医学专业的课程设置和课程体系中普遍存在的"五重五轻"（即重自然科学、轻人文学科，重专业、轻基础，重书本、轻实践，重共性、轻个性，重功利、轻素质）等问题有关。培养方案与教学计划总课时太多，课程设置不合理，重专业教育、轻人文教育的现象十分普遍，实践课比例太少，选修课太少且不规范等；其中，人文社会科学课程薄弱的问题较为严重。国外的医学院校医学课程基本上由自然科学、社会人文科学、医学三大类组成。其中，人文医学课程占总学时的比例相对较高。以美国、德国为多，达 20%～25%，英国、日本约为 10%～15%。相比之下，我国医学院校的人文社会科学类课程偏少。这削弱了对医学生的人文素质教育，也有违医疗卫生事业和医学科学发展的要求。为此，我们认为有必要在解放思想，转变观念的基础上从不同层面对现行的课程设置和课程体系进行改革。

二、医学人文教育的重要意义

（一）有利于培养社会发展需要的高素质的创新人才

创新素质包括创造性思维、创造意识、创造能力。而这种能力、素质的形成不仅要靠坚实的专业知识，还必须以广博的人文社科知识和良好的文化素养为基础，从而增强学生的生存能力和社会适应能力。医学是人道主义高尚精神的实践，医学的任务在人际关系中完成。

创新是人文发展之精髓，人文是创新之基础。医务人员不应只拥有医学职业技能或学历，更应注重其语言交际能力、文字表达能力、与人交往的能力的培养与提高。医学人文教育促使医务人员关注自己的全面发展，帮助他们形成一种历史的、多维的视野，培养他们对社会的历史责任感和使命感，有分析问题和解决问题的能力以及与高级医学人才相对应的艺术修养等。

（二）有利于培养医学发展需要的医学与人文通融的复合型人才

现代科学技术向医学领域的渗透，促使现代医学信息膨胀呈现两极化的发展趋势。即微观上向细胞、亚细胞、分子与量子生物学发展，宏观上向群体医学及其与社会经济、生态环境等相互关系发展。医学模式由生物医学模式向生物—心理—社会—环境医学模式发展。临床致病因子不仅有生物的，还包括社会、环境的。医疗的方式由治疗型转变为治疗、预防、保健、群体和主动参与相结合的方式。医生的义务范围由对病人负责发展为对病人、病人单位、医疗单位、保险机构、政府、社会等方面负责，出现了多方利益间的冲突。尤其是医学与其他自然科学、人文社会科学的逐渐相互渗透和融合，使新型学科、边缘学科、交叉学科不断涌现。这种发展态势要求医学专门人才必须具有宽阔的知识视野、灵活的创新思维、深厚的文化底蕴、高尚的人格情操，较强的社会活动能力等。要求医务工作者不仅能应用自然科学的方法来研究医学问题，也能应用社会科学和人文科学的方法来解决医学问题和保健服务问题。这种对未来医学人才的知识结构、能力结构和素质结构的复合型要求表明，加强医务人员的人文素质教育势在必行。

（三）有利于提高医科学生人文素质状况

医科学生人文素质教育亟待加强。一是观念认识上的问题。学生受当今实用主义、利己主义的影响，普遍存在着追求物质享受、只讲实惠不讲精神，青睐医学知识而冷落人文知识，重临床医学而轻基础医学的问题。二是学生所获得的知识只能应对生物医学模式的需要，而不能适应生物—心理—社会—环境新医学模式的需要。三是不善与人交流合作，语言功夫差，口语表达词不达意或不贴切，缺乏分析问题和解决问题的基本能力以及对医学科学的性质、发展规律的总揽，更谈不上对诗、词、赋、画、乐的鉴赏和艺术审美能力等。

三、提高医患沟通水平，落实人文关怀

（一）弥补我国传统医学教育的先天不足

自新中国成立以来，我国的医学教育主要借鉴了前苏联医学教育的模式，这种模式较注重医学生职业技能的培养，对人文素质和社会实践能力的培养重视不够。医学人文教育在一定程度上将弥补医学教育中人文知识结构及社会应用能力培养的不足，填补医学技术与人文实践相结合的课程空白。应该说，这是医学教育与时俱进、顺应历史发展进步的必然选择。

近年来，美国中华医学基金会国际医学教育专门委员会制定了指导全球医学教育的《全

球医学教育最低基本标准》。其中，"沟通技能"是七大重要标准之一。我国医学教育在这方面的培养工作亟待加强。2005 年教育部在医学院校"十一五"国家级规划教材目录中增列了"医患沟通"。引起了我国医学教育界的关注，不少医学院校开设了这门课程，显示出较好的教学效果。

（二）促进医学人才培养新模式的形成

近几年我国的高等教育事业迅速发展，高等医学教育也随之进入发展的快车道，招生人数虽大幅增加，但社会对医学人才的培养质量则提出了更高的标准。医学人文教育则联系实际，在知识结构上整合了医学生所学过的人文社会科学的课程知识，在医疗的现实环境中进行教学和培养。这既符合教育规律，也符合医学的经验性特征，有助于形成我国医学人才培养的新模式。

今天，社会生活发生了巨大的变化，医院与医务人员同其他行业一样，完全融入到市场经济的大社会环境中，过去被动接触社会的思维与行为方式已不能适应这种快速多变且利益交织的经济社会。所以，医务人员应该主动参加各种社会公益活动，大量触及社会生活的边角，广泛接触能影响上层建筑和经济基础中的各种人和事，扩大沟通的渠道，增大沟通的信息，增强沟通的效力。

（三）提高临床医务工作者的人文素养

医学教育的基本规律是：医学人才必须经过临床严格的培养训练才能完成。增强个人的医患沟通技能最重要的环节是进行教育和培训。只有通过教育和培训，才能使医务人员从思想认识上理解沟通的重要性，才能增强人文精神，掌握人文知识，提高文明素养，谙熟沟通技能，从而积极主动地开展医患交流与沟通。

教育的方式要有针对性，要联系实际，解决医务人员的实际思想问题，不宜空谈理论和简单说教。技能培训也非常重要，培训方案应务实、形象、易学，由浅入深，从易到难，案例式训练会更激发学员的兴趣。

（四）成为继续医学教育的新目标

医学科学的人文性、经验性、实践性和非精确性决定了医学教育不可能一次性完成，它必须是终身型的教育，继续医学教育制度是医生终身教育的基本保证。医学教育横跨教育和卫生两大行业。医学教育的对象不仅是医学院校的本、专科生，还包括所有在职的医务人员。在医学继续教育的一系列教育和培训计划中，都应增加医学人文类的教学内容和实践要求，更应该增加沟通技能的实践考核。在这方面，美国等国已有了领先的做法，他们在国家执业医师资格考试中增加了医患沟通技能的考核，值得我国借鉴。因为这是医学教育适应社会发展、进行更新改造的自我完善。

（张瑞宏）

医患双方的价值与需要

第二章

医患关系是医疗实践活动中最基本的人际关系，这一关系的协调与否直接影响着整个医疗卫生领域实践活动的展开与良性运转。良好的医患沟通是实现以病人为中心，减轻病人心身痛苦，创造最佳心身状态的需要，是促进医患间理解与支持，提高治疗效果的需要。为了促进医患之间的沟通和交流，构建出和谐的医患关系，必须要清楚的认识医患双方的需要和价值的关系。通过了解社会中人的价值和人的需要，有利于帮助我们认清医患双方在需要和价值关系之间的联系与区别，以求得在医疗实践中达成双方的需要满足和价值实现的辩证统一。

第一节　人的本质与人的价值

一、人的本质

（一）人的自然属性和社会属性

什么是人的本质？人源于动物又高于动物，人在其"类"本质上与动物是有根本区别的。人能在意识的指导下进行创造性的劳动。人的本质通过人的属性表现出来。人的属性主要有两个方面，即自然属性和社会属性。

人的自然属性是指人的生理特征和自然本能，如吃喝、安全防卫本能、延续繁衍的本能等。这些生理特征和自然本能是由人的生命肉体的新陈代谢和人种的延续需要决定的，其实质是一种生物性的本能。虽然人有许多不同于其他动物的生理特征，如直立行走、颅腔容积、人脑的结构和机能等特点，而且人的自然本能也不是简单的生理机能和物质能量交换，但是这种行为与其他生物没有本质性的区别，人的自然属性并不能体现出人与动物之间的本质区别。

人不仅具有自然属性，而且具有社会属性。人的社会属性是人与周围的事物发生关系时，表现出来的独有的特性。社会是由人构成，人也无法离开社会单独生存，人与社会是不可分的。人都生活在一定的社会之中，都必然具有社会属性。人的社会属性最主要的有以下两个方面：

第一，劳动创造性。人与周围的事物发生关系时，表现出的一种独有的特性就是劳动创造性。人类在与自然界打交道的过程中，用自己制造的工具改造客观事物，创造了自然界中没有的巨大物质财富，这种对自然界的改造就是人的劳动创造性。人的劳动创造性是人与动物不同的社会属性。动物要得到生存资料，只能消极地利用自然界中现成的东西，而不能创造出自然界中没有的东西。动物能够一定程度的改变自然，但是不能创造。正如恩格斯指出："动物仅仅利用外部自然界，单纯地以自己的存在来使自然界改变；而人则通过所做出的改变来使自然界为自己的目的服务，来支配自然界，这便是人同动物最后的本质的区别，而造成这一区别的还是劳动。"①

第二，目的意识性。人与周围的事物发生关系时，表现出的另一种独有的特性就是目的意识性。人在与周围事物接触的过程中，不仅能认识事物的表面现象，而且能认识事物的内在本质，把握事物的变化规律。由于人类具有意识，能够把握事物的发展规律，所以能够在活动的开始和活动之中，就对活动的结果有一个明确的了解，具有明确的目的。人类的这种目的意识性，就是人与动物根本不同的社会属性。动物在和外界事物接触的过程中，能够以感觉的形式反映外界事物的各种属性，并通过大脑把各种感觉联系起来，形成动物的心理。但是，动物对事物的反映只能停留在事物的表面现象上，不能认识事物的本质。由于动物没有意识，所以他们只是凭着感觉和本能进行活动，没有明确的目的性。马克思曾经说过："蜘蛛的活动与织工的活动相似，蜜蜂建筑蜂房的本领使人间的许多建筑师感到惭愧。但是，最蹩脚的建筑师从一开始就比最灵巧的蜜蜂高明的地方，是他在用蜂蜡建筑蜂房之前，已经在自己的头脑中把它建成了。"②

从以上人的社会属性可以看出，人的社会属性是人与动物在与周围事物发生关系时，表现出来人类独有的特性。人的社会属性是人和动物的本质区别，人的社会属性是人的本质的属性。

人的自然属性和社会属性是互相联系、互相制约、辩证统一的。

首先，人的自然属性是社会属性赖以存在的前提。离开了自然属性，人的社会属性就不可能存在。人首先要活着，才能从事社会活动，才能获得自身的社会属性。自然属性一旦散失，肉体生命即告终结，社会属性也随之丧失。自然属性是先天获得的，是自然赋予的；社会属性是后天获得的，是社会赋予的。先天和后天的关系，表明了自然人和社会人的关系。否认人的先天的自然属性，就会把人看成是抽象的人，而不是有着各种自然和生理需要的、活生生的具体人。恩格斯认为，人来源于动物界决定了人们永远不能完全摆脱动物性，即自然属性，问题只在于摆脱得多些或少些。

其次，人的社会属性又制约着人的自然属性，并使人的自然属性成为社会化的自然属性。离开了社会，人的自然属性就退化为动物的属性。人只有在社会生活中才能活着，离开社会的孤立的自然人是不存在的，即使是饮食起居，繁衍后代的生理需要，也要通过一定的社会形式来满足，更不用说他的其他活动要采取一定的社会形式。马克思说："吃、喝、性行为等

---

① 《马克思恩格斯全集》第 23 卷，人民出版社 1979 年版，第 158 页。
② 《马克思恩格斯全集》第 23 卷，人民出版社 1979 年版，第 202 页。

等，固然也是真正的人的机能。但是，如果使这些机能脱离了人的其他活动，并使它们成为最后的和唯一的终极目的，那么，在这种抽象中，它们就是动物的机能。"①所以，人的自然属性必然要打上社会性的印记，存在于社会属性之中。否认人的社会属性就会与把人与动物等同起来。

最后，人的社会属性是人所特有的属性，是人的本质属性。这种属性是在人的后天实践活动和交往活动中形成的，并将随着人的社会实践和交往的发展不断地变化发展。

（二）人的现实本质是一切社会关系的总和

人类凭借劳动在物种关系中把自己从动物界提升出来，劳动成了人区别于动物的根本特征。人的劳动只能在一定的社会关系中进行，人的社会属性因此可以归结为人的社会关系。人在生产劳动基础上形成的经济、政治和思想的社会关系表现出人之所以为人的特有本质。所以"人是什么"的问题，就同他们所从事的生产劳动以及由此创造出来的社会关系是同义同一的。至于个人是什么样的，主要取决于他们生产劳动的物质条件及其所处的经济地位。社会关系使个人成为社会化的人，人们从社会关系中形成并获得了自己的社会性，从而确定了自己是人的社会本质。

人的本质是一切社会关系的总和。马克思认为："……人的本质不是单个人所固有的抽象物，在其现实性上，它是一切社会关系的总和。"②社会关系是人们在社会活动和相互交往过程中形成的本质关系。人们的社会关系是多方面的，从社会关系的主体和范围看，可以划分为个人之间的关系，群体、阶级、民族内部及其相互之间的关系，国内和国际关系等；从社会关系的不同领域看，可以划分为经济关系、政治关系、法律关系、伦理道德关系、宗教关系等；从社会关系的矛盾性质看，可以划分为对抗性关系和非对抗性关系。阶级社会中的对抗关系表现为阶级关系，作为这种关系承担者的个人便具有阶级属性。不论社会关系怎样划分，人的全部社会关系是客观存在的，人的本质只能从全部社会关系的总和中体现出来。由于生产关系起主导决定作用，人的现实本质归根到底是由人在生产关系中的地位决定的，只有把人放到以生产关系为基础的各种社会关系中综合考察，才能综合地揭示人的本质。

人的本质是具体的、历史的。由于人的社会关系是具体的、历史的，现实中的人也是具体的、历史的，因而人的本质是具体的、历史的。具体的人是指处在一定社会关系中进行实践活动的人，历史的人是指随着社会的发展变化而发展变化的人。社会生活本质上是实践的，正是人们的实践活动构成了丰富多彩的社会生活，形成了人与人之间的各种社会关系。在社会关系中处于不同地位的个人，有着不同的物质利益，具有不同的要求、思想和感情，因而他们的本质也是各不相同的；在不同的历史时代和同一时代的不同历史阶段，人们之间的具体社会关系也各不相同，因而人的本质不是一成不变的，而是随着实践的发展不断变化的。

① 《1844年经济学哲学手稿》人民出版社1985年版，第51页。
② 《马克思恩格斯选集》第1卷，人民出版社1995年版，第56页。

二、人的价值

（一）价 值

"价值"是揭示外部客观世界对于满足人的需要的意义关系的范畴，是指具有特定属性的客体对于主体需要的意义。哲学上的价值概念具有最大的普遍性，是对各种特殊的价值现象的本质概括。例如一瓶水的价值，是由这瓶水的可饮用性这个特定的属性对于主体人的解渴的需要的一种满足的意义。价值概念概括了外部客观世界的事物（客体）对于人（主体）的需要的满足与否（意义）的关系，当客体能够满足主体需要时，客体对于主体就有价值，满足主体需要的程度越高价值就越大。

（二）人的社会价值和个人价值

人的价值即人对自身的意义，就在于人能够创造价值以满足自身的需要。荀子说："人，为天下贵。"毛泽东也说，在世间一切事件中，"人是第一个可宝贵的"。人之贵就在于能够创造价值。人的价值不同与人以外的一般事物的价值，人的价值是一种能够创造价值的价值，是一切价值中最高的价值。

人的价值问题，包括人的社会价值和个人价值两个方面。

人的社会价值是人作为价值客体对于社会和他人需要的满足。这种满足通常表现为人的行为的社会意义，即人对社会和他人的责任和贡献。社会和他人的需要是多方面、多层次的，因而人的社会价值也是多方面、多层次的。人的社会价值既可以表现在物质财富的创造上，也可以表现在精神财富的创造上，还可以表现在参与社会变革、促进社会的进步上。社会价值的多种表现说明，人作为价值客体的价值是有人通过多种形式的劳动创造的，这些劳动创造是为了满足社会和他人的需要。因此，人的社会价值如何，取决于他对社会和他人的满足程度如何。人的个人价值就是个人通过自己的活动满足自己的需要。由于个人需要的满足，既要依靠自己的努力，又要依靠他人和社会，所以，社会对个人的尊重和满足是人的个人价值不可缺少的方面。

人的个人价值是作为价值客体的社会和他人对个人需要的满足。这种满足通常表现为社会和他人对自己人格尊严的尊重，对自己生存和发展的基本需要的满足。所谓基本需要，是相对于社会和他人能够提供的满足程度而言的。一方面，个人的需要是历史的、现实的需要；另一方面，个人的需要是合理的、正当的需要。这两方面需要的综合，就是个人的基本需要，也就是个人生存和发展的基本条件。这些基本条件是由社会和他人提供的，因此，人作为价值主体的价值，即个人价值如何，取决于社会和他人对他的基本需要的满足程度如何。

人的社会价值和个人价值在本质上是辩证统一的。社会是大写的人，由于人在价值关系问题上互为主、客体，因而人的社会价值和个人价值是人的价值的两个不可分割的方面。

首先，个人价值的实现离不开社会价值，社会价值是人的价值的主导方面，个人价值从属于社会价值。在社会对个人的满足与个人对社会的贡献这两个方面关系的问题上，应将后者放在首位，因为个人的贡献是实现社会进步的源泉，也是实现个人价值的基础。人是通过自己的劳动创造对社会尽职尽责做贡献的,他的劳动为社会满足个人的基本需要提供了条件,因而人在实现其社会价值的过程中,也在一定程度上实现了自己的个人价值。

其次,人的社会价值与自我价值是不可分割的。自我价值是社会价值的必要前提,社会价值是自我价值的外在体现。一方面, 社会应提供必要的物质条件、精神条件,为个人发展自己的个性和才能即实现自我价值提供保证。另一方面,个人应对社会尽责,尽可能地奉献自己的才智,为人类造福。

总之,两者的辩证统一说明,人的价值是一种创造社会价值和个人价值的价值。马克思主义强调人的社会价值,因为人的社会价值决定并制约着人的个人价值,人的个人价值的大小取决于他的社会价值的大小,取决于他对社会所作贡献的多少。

三、人的价值的发展——以人为本

要推进人的价值的发展,全面地实现人的价值,就内在地要求以人为本。以人为本,促进人的全面而自由的发展是人的价值发展的最终目标,也是社会进步的最高价值目的。

以人为本,是科学发展观的核心,其哲学理论依据就是肯定人是社会发展主体,肯定人是社会发展的根本目的。以人为本,就是要把人民的利益作为一切工作的出发点和落脚点。一切为了人民,一切依靠人民,不断地满足人民日益增长的物质、文化需要,促进人的全面发展。只有坚持以人为本,才能构建和谐社会。

坚持以人为本,就是要以实现人的全面发展为目标,从人民群众的根本利益出发谋发展、促发展,不断满足人民群众日益增长的物质文化需要,切实保障人民群众的经济、政治和文化权益,让发展的成果惠及全体人民。

如何从理论上科学理解、在实践中正确坚持以人为本呢?

1. 正视人的地位

坚持以人为本,首先要正视人的地位。在世界万物中,人始终处于主体、主导的地位。除了人,其他诸如自然的、社会的、政治的、经济的、文化的一切关系和事物,都是由人支配的,都是为了人的生存、发展和享受需要。正视人的主体地位,就要在一切社会活动中始终把人放在最主要、最突出、最根本的位置。

2. 重视人的价值

马克思主义认为,以人为本的社会发展理念,凸现了经济与社会发展新的价值观念及其价值尺度。这就是说,在经济和社会发展过程中,要充分尊重人,关心人,关怀人,关爱人。要逐步实现人自身的价值,不断提高人自身的价值,这是一切发展的出发点、 归宿点,也是对发展质量的优劣与发展水平的高低的评价尺度。例如,在解决温饱之后,即人的基本的生存权实现了,就要千方百计保证实现人的受教育权及其他发展权。在保证各种经济权利的同时,必须充分保证人的政治权利,保证人的自由民主平等权利。

3. 促进人的发展

以人为本的基本原则要求在经济与社会发展过程中,要以人的价值为导向与尺度,注重提高人的素质，注重提高人的能力，最大限度地发挥每个人的潜能，最大限度地开辟每个人的个性自由发挥的天地。经济与社会的发展，要为人自身的发展与完善创造条件，提高人的身体素质、心理素质和文化素质。

4．发挥人的作用

坚持以人为本，关键要重视人的作用。人作为社会的主体，在一切社会活动中始终起着能动的、创造性的作用。正是人的这种能动的创造性，不断地改造利用自然、建立完善社会制度、创造发展先进文化，才推动人类社会一步步走向文明。我国的现代化建设是人民的事业，要顺利实现全面建设小康社会和现代化建设的宏伟目标，就要尊重人民的主体地位，发挥人民的能动作用，为每个人聪明才智的发挥、积极性的调动、创造力的激发，营造良好的环境和条件。

总之，坚持以人为本，就是强调人的社会价值与个人价值的统一，使人作为目的与作为手段的统一。坚持以人为本的价值取向，就要把最广大人民的根本利益与社会成员的个人利益统一起来。只有坚持以人民群众为本，才能最充分地满足人的价值的最大化，实现人的全面发展。

第二节　人的需要

一、人的需要及其特点

（一）需要的定义

需要指的是什么呢？需要是人的一种机制，表现为人的欲望和要求，这种欲望和要求是人从事生活活动的动机，人之一切所作所为都是为了满足自己的需要，社会中的一切现象，过程和事件都是为了满足需要而进行的活动和活动的结果。人的需要如果得不到应有的满足，人和社会便不能存在和发展。正如马克思所说："任何人如果不同时为了自己的某种需要和为了这种需要的器官做事，他就什么也不能做。"[①]需要是人的本性，是客观的存在，人的一切活动都是为了满足自己的需要，人类的历史就是人为了满足自己的需要而进行活动的历史。人类社会向着最大限度地满足人的需要的前景发展，其最终目标是以"各尽所能，按需分配"为标志的共产主义社会。

（二）人的需要的特点

具体说来，人的需要具有以下三个方面的特点：客观性、主体性和社会历史性。

---

① 《马克思恩格斯全集》第3卷，人民出版社1979年版，第286页。

1. 人的需要具有客观性

首先，不论是人的自然需要还是社会需要，物质需要还是精神需要，都是由人的实际生存状态决定的，因而在本质上都是客观的。其次，用来满足人的需要的对象也具有客观性。客体能够满足主体的需要，并不是由人们的主观愿望决定的，而是由客体本身客观存在的性质、属性决定的。最后，满足人的需要的过程和结果也具有客观性。人之需要的满足是主客体之间相互作用的过程，主客体相互作用的结果形成后，就会对主体的需要构成意义关系。例如，某种食物被食用后，对人的生存和生长是否有积极意义；人们身处的自然环境，是否能使人身心健康和愉悦等，所有这些，都是客体在与主体相互作用中所构成的意义关系，人的需要具有客观性。

2. 人的需要具有主体性

需要的主体性是指需要本身的特点直接同主体的特点相联系，需要的特点表现或反映着主体性的内容。由于需要关系的形成是以主体的需要为主导因素的，因此客体对于主体的意义就会因主体及其需要不同而不同。因此，主客体之间的需要关系就不是一种自然的现成关系，而是主体在实践基础上确立的同客体之间的一种创造性关系。例如，健康人和病人对于药物需要关系之间的区别，健康人不需要药物，而病人则需要，这是需要的主体性的突出表现。

3. 人的需要具有社会历史性

提出需要关系的主体具有社会性和历史性，因此人们的需要以及需要满足的形式都表现出了社会性和历史性，这就决定了需要的社会历史性的特点。例如，木材、煤炭、石油等能源形态，人类对其的需要就是历史地发展着和变化着的，这种变化是由人类的社会历史发展决定的。因此，我们必须用社会的和历史的眼光考察人的需要。

二、人的需要的层次与联系

（一）人的需要的层次

随着人类社会历史的发展，人的需要也表现出纵向和横向两个方面的发展：在纵向上，表现为人的需要由低级到高级的发展；在横向上，表现为人的需要由片面到全面的发展。这两个方向的统一，构成了人的需要的多方面内容和多层次的结构。

美国著名的社会心理学家亚伯拉罕·马斯洛提出了人的需要层次理论。马斯洛从社会单纯的个体人的角度出发，把人的需要分成生理、安全、社会、尊重、认知、审美和自我实现七类，依次由较低层次到较高层次。

1. 生理需要

在人的需要各层次中，生理需要是人的各种需要中最基本、最强烈的一种，是对生存的基本需要，也是所有动物都需要的最基本的最低维持生命的需要，包括对食物、水、住所、衣服、性、睡眠等的需要。它基本上是人的生理机能的本能需要，它是推动人的行为的最强大的动力。如果人的这种最基本的生理机能需要得不到一定程度的满足，人的生存就会很困难，他的生命就缺乏最基本的保障。一个缺少食物、自尊和爱的人首先需求食物，只要这一需求还未得到一定的满足，他就会无视或把所有的需求都推到后面去。因为他的生命的存在缺乏最基本的保障，他就会为此而无视一切，甚至包括自己的生命。

2. 安全需要

当一个人的生理需要得到一定程度的满足后，就会产生对安全的需要，已拥有食物、住所的人开始关心他将来的食物、住所等生活必需品，他需要不断地获取食物、药品等基本生存物品和保证自己的生命、财产等不受威胁和侵犯。

3. 社会需要

在获得以上两个基本的、关系到人的持续生存的低层次需求后，人就会产生社交的需要，同人往来、进行社交、获得朋友的友谊、获得别人的爱、给予别人爱、希望被社会和团体所接纳、得到认可，使之在社会集体中具有归属感。

4. 尊重需要

马斯洛认为人的尊重需要具有两类。一是来自于对成就或自我价值的个人感觉——自尊，包括对获得信心、能力、本领，成就和自由的渴望；二是来自他人的尊重，包括承认、认同、关心、地位和名誉等。

5. 认知需要

即对认识和理解的欲望，或者按照通俗的说法就是好奇心。马斯洛认为：当我们考察人的需要的时候，因假设人有一种对理解、组织、分析事物，使事务系统化的欲望，一种寻找诸事物之间的关系和意义的欲望，一种建立价值体系的欲望。

6. 审美需要

即人们对美的需要，如对对称、秩序、和谐等的需要。

7. 自我实现的需要

这是人的成长、发展、发挥和潜力的需要。马斯洛把这种需要描述成一种想要变得越来越像人的本来样子，实现人的全部潜力的欲望。

（二）人的需要各层次的联系

第一，马斯洛提出的人的七种需要层次是相互渗透的。例如，尊重的需要包括来自他人的尊重，受他人尊重满足的是自我实现的需要，同时获得他人的尊重就是受到他人的认可，也是一种社会需要的满足。这样，尊重需要、社会需要和自我实现需要就有部分的内容是相互贯穿的。

第二，各需要层次象阶梯一样从低到高，按层次逐级递升。一般来说，某一层次的需要相对满足了，就会向高一层次发展，追求更高一层次的需要就成为驱使行为的动力。相应的，获得基本满足的需要就不再具有一股激励力量。

第三，人的需要各层次可以分为三级，其中生理上的需要、安全上的需要和感情上的需要都属于低一级的需要，这些需要通过外部条件就可以满足；认知的需要和审美的需要属于中级的需要，这些需要是认为了发展和完善自身所提出的需求；尊重的需要和自我实现的需要是高级需要，他们是通过内部因素才能满足的，而且一个人对尊重和自我实现的需要是无止境的。同一时期，一个人可能有几种需要，但每一时期总有一种需要占支配地位，对行为起决定作用。任何一种需要都不会因为更高层次需要的发展而消失。各层次的需要相互依赖和重叠，高层次的需要发展后，低层次的需要仍然存在，只是对行为影响的程度大大减小。

第四，马斯洛和其他的行为心理学家都认为，一个国家多数人的需要层次结构，是同这个国家的经济发展水平、科技发展水平、文化和人民受教育的程度直接相关的。在不发达国家，生理需要和安全需要占主导的人数比例较大，而高级需要占主导的人数比例较小；在发达国家，则刚好相反。

三、人的需要是社会发展的动因

人的需要是人的活动的内在动力和人类社会发展的基本动因。恩格斯提出，人的需要是社会发展的动因，是"动力的动力"，是动机背后隐藏着的一种动力。恩格斯认为："构成历史的真正的动力……是使广大群众，使整个民族，以及在每一民族中间又使整个阶级行动起来的动机"。①而动机的背后隐藏着的就是需要。动机是需要在意识中的反映，是意识到并以实现而力求获得满足的需要。可见，人的需要是社会中一切事件、现象和过程的产生、发展和变化最原始的原因和动力。

（一）需要是社会生产活动的目的

生产活动是社会生活中的主要活动，生产的目的是为了消费，而消费是需要满足的形式和过程。人是为了消费而进行生产的，消费是生产的动力。消费从两个方面生产着生产，一方面消费是生产的最后的完成，因为消费把产品消灭的时候才是产品的最后的完成；另一方面是消费创造出新的生产的需要，因而创造出生产的观念上的内在动机，后者是生产的前提。消费创造出生产的动力，它也创造出在生产中作为决定目的的东西而发生作用的对象。需要是生产的目的、动机和动力。可见，正是人的需要使人从事生产活动，需要的发展促进了生产的发展。生产的发展不仅满足人的需要，又产生新的需要。正如马克思所说："已经得到满足的第一个需要的本身，满足需要的活动和已经获得的为满足需要用的工具又引起新的需要。"②如此反复进行。这种辨证的过程充分表明，需要是生产发展的动力，而生产的发展是社会发展的主要方面。

（二）需要是生产力和生产关系影响社会生活的中介，需要是社会革命的直接起因

无论是生产力的发展和由生产力的发展引起的生产力与生产关系的矛盾和生产关系的变

---

① 《马克思恩格斯选集》第 4 卷，人民出版社 1995 年版，第 245 页。
② 《马克思恩格斯全集》第 3 卷，人民出版社 1979 年版，第 22 页。

革，还是它们所引起的社会生活的变化的发展，都是通过人的需要和人为了满足需要所进行的活动表现出来的。需要成为生产力和生产关系影响社会生活的中介。例如，生产力同生产关系的矛盾，在社会生活中表现为由于生产关系阻碍了生产力的发展使社会不能满足人的需要，于是便变革生产关系，建立新的生产关系，使生产力得到发展，人的需要得到满足。生产关系的变革就是社会革命，社会革命是由人的需要引起的。

通过人的活动表现出来的社会变革，社会革命以及大大小小的社会事件都表现为人的需要同社会现实的矛盾和为解决这些矛盾而进行的斗争。人的需要同社会现实的矛盾主要表现在以下三个方面：

首先，物质生活条件和精神生活条件不能满足人的需要。其中物质条件更为重要，物质条件是人赖以生存和发展的基础。如果得不到最起码的合理的满足，人就无法生存，更谈不到发展，这是社会事件和社会革命最起始的原因。精神需要如果不能满足人的需要，会使人的精神贫乏、生活枯燥，更有甚者是人的文化素质得不到提高，不仅影响社会的发展，还会影响社会的文明与安定。

其次，劳动机会和劳动条件不能满足人的需要。劳动是谋生的手段，人只有通过劳动才能获得生活资料，维持自己的生存。如果失去了劳动的机会，也就失去了生活的保障。劳动条件也非常重要，它决定了人对劳动的兴趣和在劳动中能否表现自己和实现自己的理想。如果劳动的机会和条件不能满足人的需要，人就要为争取劳动就业和改善劳动条件而斗争。

第三，如果现行的社会制度不能从根本上解决上述两种矛盾，就需要改变社会制度，建立新的社会制度，进行社会革命，以解决矛盾，使人的需要得到满足。

（三）需要决定社会中的互助合作和对立冲突

人们在社会生活中由于需要而产生的相互关系，按其性质分两类：一是互助合作，一是对立冲突。在共同的社会生活中，个人为了满足自己的需要，必须满足他人的需要，用满足他人需要的代价来满自己的需要。由此产生了互助合作。从这个意义讲，互助合作就是人们彼此相互满足需要的一种关系。互助合作将各个社会成员的活动统一到共同的社会生活活动之中。互助合作在社会发展中起重要作用，人们之间互助合作，协调一致才能使共同的社会生活活动正常进行。可以说，互助合作是社会发展的必备条件。

对立冲突是同互助合作相对立的人与人之间的关系，表现为一部分人为了满足自己的需要而限制和剥夺另一部分人的需要，由此产生了对立冲突。对立冲突，在这个意义上讲，就是在满足需要上的对立冲突。对立冲突同互助合作一样，在社会发展中起重要的作用，它们都是社会发展的动力。到现在为止，社会一直是在对立的范围内发展的。在对抗性的阶级社会中，阶级斗争是社会冲突的集中表现，也是社会发展的动力。

互助合作和对立冲突是社会历史发展过程中的两种状态，对立冲突虽然是同互助合作相对立，不利于互助合作，但不会使社会分裂。而且对立冲突是克服互助合作中障碍的手段，使社会达到更广泛的互助合作，更为广泛的社会统一。此外，个人或社会集团为了在对立冲突中占有优势和取得胜利而充分调动和发挥自己的社会积极性，发挥最大的潜力，在集体中团结一致，发挥集体的力量。这一切都是社会发展的积极力量。

人的需要是社会发展的动因。在建设中国特色社会主义伟大实践中，无产阶级政党始终把人民日益增长的物质文化需要同社会生产之间的矛盾作为我国社会主义初级阶段亟待解决的主要矛盾，始终把满足人民日益增长物质文化需要作为社会主义生产和建设的根本目的。广大人民群众在不断满足和追求更高层次的需要的过程中必将充分发挥自己的潜力，使我国的社会主义建设事业不断向前发展。

第三节 医疗活动与人的价值实现

一、医学目的

随着医学科学的不断发展，医学正由传统生物医学观转向为现代社会、生态医学观，这一新的医学观要求医学目的也不断发展。"全心全意为人民服务、维护和促进社会成员身心健康"是我国医学的根本目的，这个目的随着医学的不断发展增添了许多新的内容，有的学者指出现代医学目的是"不断完善人类自身及其生存条件，防治疾病，恢复、维护和增进健康，提高生命质量，舒适并延年益寿以及适应社会发展，从而追求患者的满足。"[1]

传统的生物医学观中一直以救死扶伤为最高己任，只要人的生物躯体没有或基本没有器质性或功能性的损害，就算达到了医学所追求的健康目标。由这种目的观的指导下的传统医学在现代面临着越来越多无法解决的问题。

随着医学的发展，人们逐渐发现人的健康并不能纯粹的依靠医学来个体保证，影响一个人的健康的因素还包括人所处的社会和自然环境，传统生物医学模式根本无法解决社会和自然环境给人的健康带来的相关问题。

美国纽约罗彻斯特大学教授 GL．恩格尔于 20 世纪 70 年代末，提出了新的生物—心理—社会医学模式，以取代旧的生物医学模式。生物—心理—社会医学认为，人类疾病的发生，有生物、心理、社会、生态诸多方面因素，人类只有处于自然、社会、生理、心理的整体平衡与协调运动中，才能实现真正的健康。

现代医学明确提出医学的本质就是人学，认为现代医学目的是追求人的幸福。人的幸福不仅体现在身体上，同时还体现在心理和社会生活上。现代医学模式所要求达到的目标，集中体现为它对健康观念的全新理解和定义：健康指的是一种在身体上、心理上和社会生活上完全安宁、圆满的状态。

联合国卫生组织（WHO）1990 年下的健康定义，将此点进一步明确："一个人只有在躯体健康、心理健康、社会适应良好和道德健康四个方面都健全，才算是完全健康的人。"从这种意义上说，只有使人成为完全健康的人，现代医学的目的才算实现。健康乃是人的内在本质和要求，而医学则是这种内在本质和要求的表达方式与实现手段。现代医学目的是为实现

---

[1] 宋咏堂．张晋：《医疗纠纷导引》，武汉：湖北科学技术出版社 2005 年版，第 16～22 页。

这一人与社会、自然的和谐统一，整个生态良性的循环，使人——社会——自然如同一个不断成长发展的有机生命体，运动不息，生生不已，永远充满活力。

二、加强沟通交流是医患双方共同的需要

在医疗行为中，医患之间的需要是有差异的，这是现今医患关系紧张的主要原因。要缓解这种差异，改善医患之间的关系就必须找到医患双方需要的共通点，而加强沟通交流正是医患双方共同的需要。在医疗行为中，通过加强医患之间的沟通交流，能使得双方的需要相互统一起来，有利于构建出更为和谐的医疗关系和氛围。

（一）患者的需要

要做好对患者的医疗服务工作，了解患者的内心需要是非常重要的。因为医务工作者只有了解患者，在医患沟通交流中才能做到游刃有余，掌握沟通的主动权。那么，处在医疗行为中的患者有哪些需要呢？当然每个患者的需要都是各具特点的，但病人的需要确实具有一些共同点。概括起来，患者会有以下基本需要：

1. 健康的需要

处在医疗行为中的患者最迫切的需要就是恢复健康，摆脱病痛的折磨。患者来医院看病，最终的目的是治好病，因此，作为医务工作者最重要的任务是提供高质量的医疗服务，为患者治好病，缩短他们的康复时间，减轻患者的痛苦。

2. 关怀的需要

患者进入病人角色之后，会产生被关怀的需要。这是因为，当人遭受病痛时，会使得患者产生许多消极的情绪，如抑郁、焦虑、孤独等，这些情绪会使他们的爱和归属感增加，希望得到更多亲友的探望，希望得到外界更多的关心和温暖。病人就诊时，特别渴望医务人员的关爱、温馨和体贴，对医务人员的语言、表情、动作姿态、行为方式极为关注、敏感。

3. 交流的需要

社会信息被剥夺和对亲人依恋的需要不能满足是病人产生交流需要的主要原因。病人住院后，离开了家庭和工作单位，周围接触的都是陌生人。医生只在每天一次的查房时和病人说几句话，护士定时打针送药，交谈机会也较少。这样，病人很容易产生孤独感，会渴望与家人和他人进行交流。因此，在他们住进病室的第一天时常有度日如年之感。他们希望尽快熟悉环境，希望尽快结识病友，还希望有亲友陪伴。医务人员应当理解病人这种交流的需要，耐心安慰病人，创造一系列条件，加强患者与外界的交流，如提供适当的文化娱乐活动以活跃病房生活；在设备和管理水平允许的条件下，应适当的允许亲友经常探视或昼夜陪护。

4. 尊重的需要

患者到医院看病，患者不仅要求医生重视自己的疾病、治好生理性疾患，还要求与医务人员进行平等交流，获得尊重。他们不仅希望医生尊重患者的生命价值，还希望医生尊重患

者的人格、尊严、地位和自主权，以满足患者的心理、社会需求。如果患者遇到医务工作者以生硬的、漠视的、硬对硬的对待，就会使他产生进攻性心理行为，影响疾病的康复和身心健康。因此，医务工作者应细心观察、了解，及时发现每一患者的个性特点、生活习惯，施行不同的心理护理，尊重患者的人格，维护患者的利益。要以真诚去关怀护理他们，用温柔的态度去感化他们，使患者感到自己受到尊重和重视，能获得安全感。同时，患者有保护自己隐私的权利，医务人员未经患者同意，不得随意公开患者隐私，这也是对于患者尊重的一种表现。

5. 知情的需要

患者虽不具备相关的专业医学医疗知识，但是也希望能清楚明了的获得自己病情和治疗的方案等信息。医疗机构是一个具有高度专业性的行业，在医疗专业知识和技术方面，由于医方具备了大量患者不具备的信息，而且有充分的理由和条件对患者作出主观引导，往往是医方说什么，患者就认可什么，严重的信息不对称使患者难以产生对于医务工作者的信任感。医务工作者应加强与患者的沟通，医务工作者有义务向患者说明病情、诊断、治疗、预后等信息，使患者对治疗方案能作出知情选择。

（二）医务工作者的需要

医务工作者在医疗行为中是处于主动地位的，因此要构建和谐的医患关系，除了关注患者的需要之外，必须要关注医务工作者的需要。合理的满足医务工作者的基本需要，是保障健康的医疗行为的基本前提之一。医务工作者有以下几点基本需要：

1. 利益的需要

医务工作者无论是作为社会人或是职业人，生存是第一位的，因而获取保障自身生存和发展必需的物质利益是其最基本的需要。医务工作者的工作性质是，在医疗行为中为患者提供医疗服务，因而按照他的劳动支出获得劳动报酬是一件合理的事情。如果一个社会长期不能满足医务工作者的基本利益需要，使得他的利益需要长期处在一个低水平的满足状态里，那么这就很难保证他的服务质量。医生合理合法追求经济效益是无可厚非的，也是个人谋求生存、发展的需要。

2. 尊重的需要

每一个医务工作者都会在内心中希望自己和其劳动者一样受到他人的尊重。疾病是病人和医务人员的共同敌人，医务人员和病人有着战胜疾病的共同目标。医务人员掌握诊治疾病、护理病人的专业知识，他们之中的许多人为了解除他人疾苦，辛勤劳动，不辞辛苦，甚至牺牲自己的利益。我国的医务人员，他们之中的许多人安于清贫，献身于崇高的医疗卫生事业。他们既要诊治病人，又要培养学生、从事研究，往往废寝忘食，非常辛苦。因此，医务工作者得到患者及其家属甚至全社会的尊重，是完全应该的。

3. 信任的需要

医务工作者需要患者的信任。在医疗行为中，医生具有绝对的权威。患者只有听从医生的安排，才能使得医疗行为顺利地实施下去，这是建立在医患之间绝对信任的基础之上的。

医生具有独立的、自主的权利，这是由医生职业的严肃性和医术的科学性决定的。在诊治过程中，采用什么治疗方法、用什么药物、需作什么检查、是否手术等，都属于医生权利范围内的事，只能由医生自主决定。医生有权利不受外界干扰，即使是来自社会的或者政治原因的干预。医生应根据患者疾病作出正确判断，排除其他非医学理由的种种影响。

（三）加强沟通是医患双方共同的需要

医患之间的需要存在差异和矛盾，但是通过医患之间的交流沟通，能使这二者的需要辩证统一起来。加强沟通交流是医患双方共同的需要，下面是主要表现：

1. 加强医患沟通是医务人员进行医疗工作的需要

世界卫生组织一位顾问曾做过一项调查：当病人诉说症状时，平均19秒就被医生打断了。在医疗服务工作中，坚持以病人为中心，提供人性化服务，真正做到尊重病人、关爱病人、服务病人，既代表了广大患者的利益，又代表了广大医务工作者的心愿和利益。医务人员加强与患者沟通交流，时时体现对患者细心、耐心、关心和爱心，处处体现对患者的人性化服务，是医疗服务发展的必然趋势，也是医疗服务工作不可缺少的。

有这样一个案例，某知名医院被病人投诉于媒体，说医师对病人不负责、十分冷漠。院方在处理此问题的过程中发现，病人在投诉中反复强调："在整个接诊的过程中，医生都没有抬头看过我一眼，居然把处方开出来了。"院方查看病历，发现医师记录了病人的主诉要点，用药非常对症，从诊断病情到开出处方都是正确的，这说明医师是认真负责的。为什么病人要投诉呢？就是因为医师"看都不看我一眼"，难道"看一看"就这么重要吗？在医疗服务中，"看一看"确实是重要的，因为当医师注视着病人时，他的眼神就会向病人传递着同情、温馨和关爱，沟通就这样得以完成。

将医疗服务的全过程中所有的医患接触都当做真实瞬间来把握，必将收到事半功倍的效果。所谓真实瞬间是指在特定的时间和特定的地点，服务提供者抓住机遇向顾客提供服务，展示服务质量的时间。在医疗服务过程中，病人主要是通过这些真实瞬间感受医疗质量的好坏。医院的窗口服务、医生诊察、床前交班、查房等都是医疗服务的真实瞬间。

2. 加强医患沟通是医学科学发展的需要

医学科学是一门实践性强、风险性高的学科。在生命过程和许多疾病中，还有很多没有被人类完全认识，有的虽已认识但没有行之有效的治疗方法。因此，医患双方通过语言进行交流沟通、互相信任显得十分必要。只有医务人员加强与患者的沟通，充分尊重患者的知情权、选择权，建立良好的医患关系，才能使患者积极支持、配合医疗工作，才能使医务工作者有良好的心态从事医学事业，推动医学科学的发展。

3. 加强医患沟通是患者的需要

我们大都熟悉这样的情景——病人坐下来就诊时，总要把坐椅朝医生的方向挪一挪，向医师靠拢，这当然不会是完全无意识的行为，人际距离也是沟通的手段。靠拢医师，就是感受疾病痛苦的病人对来自医师方面的关切和爱的期盼。医师在与病人的接触中，如何建立合理的距离关系，是医患间真诚沟通的重要方面和手段。患者到医院看病，希望与医务人员进行平等交流，获得尊重，享有充分的知情权利——知道病情是起码的要求。如果对自己的病情不明白，就不容易理解医疗方案，也可能因此而产生矛盾。医务人员如能告之真实病情（需要隐瞒的特例除外），更能赢得患者的配合及家属的支持，使治疗取得更好的效果。医生对在用药、检查、改变治疗方案等可能发生的情况，都要根据不同的对象进行有选择的告知，这样既尊重了患者，又拉近了医患关系，更能避免可能发生的矛盾。病人就诊时，特别渴望医护人员的关爱、温馨和体贴，因而对医护人员的语言、表情、动作姿态、行为方式极为关注、敏感。如果医护人员稍有疏忽，就会引起误解，甚至诱发医患纠纷。

三、医患交流沟通体现人的价值

在医患关系中，医务工作者和患者双方的价值在实质上是同一的，医务工作者为了实现自身的价值必须尊重患者的人的价值，而尊重患者的人的价值必须要求构建以人为本的现代医疗模式。以人为本的现代医疗服务模式又内在地需要加强医患之间的沟通交流，因为在医患交流沟通中可以实现医患双方的价值的辩证统一。

人的价值的原理告诉我们，要实现自己的价值，就要首先满足社会的需要，创造社会价值，人的价值是目的性和工具性的统一。对于医务工作者来说，要实现自己特殊的个人价值，就要首先依靠社会，满足社会的需要，全心全意为人民的健康服务，任劳任怨，脚踏实地。只有把为人民服务和实现自己的人生目标结合起来，才能实现作为医务工作者的特殊的个人价值。

医务工作者是在社会人的基础上成长起来的职业人，承担的是患者将生命和健康相托的医疗实践活动，从事的是维护促进社会成员身心健康的公益事业。职业的特殊性又使医务工作者的人生价值有别于普通社会人，突出地体现在他的社会价值的有无与大小，取决于该医务工作者为患者、社会提供的医疗服务数量和质量，或该医务工作者的医疗行为及结果是否被患者、社会接受及接受的程度。

而影响医务工作者个人价值实现的决定性因素是他在医疗行为中是否尊重患者人的价值，是否在医疗行为中遵循以人为本的原则。现在的患者不仅要求医生重视自己的疾病、治好生理性疾患，而且还要求医生更在意患者在感官舒适度、便利程度、被尊重程度等方面得到满足；不仅希望医生尊重患者的生命价值，还希望医生尊重患者的人格、尊严、地位和自主权，以满足患者的心理、社会需求。患者的心理、社会需求满足程度直接影响到医生被选择就诊的频度以及医生的医疗服务被患者、社会认可的程度，进而左右着医生的社会价值大小。随着现代科学技术的迅猛发展，医学正在以前所未有的速度，向着生物—心理—社会医学模式转变。以人为本的人性化服务得到越来越多的患者的拥戴。在医疗服务过程中，医务工作者不能把患者看作是一个单纯的自然生物，而应是自然属性和社会属性相结合的服务对象，坚持以患者为中心，提供人性化服务，真正做到尊重患者、关爱患者、服务患者。这既代表了广大患者的利益，又代表了广大医务工作者的心愿和利益。

以人为本的服务模式内在的要求加强医患之间的沟通交流。良好的医患沟通交流是实现以病人为中心，减轻病人心身痛苦，创造最佳心身状态的需要，是促进医患间理解与支持，提高治疗效果的需要。良好的医患沟通交流不仅能让患者更好地配合医疗活动，还能使医生更全面地了解患者的整个病史，做出准确的疾病诊断和及时性的治疗，从而使病人得到更满意的服务，达到患者健康需求的目的。良好的医患沟通交流，不仅有助于医务工作者调整自己或患者的医学观念，也有助于医患双方的相互理解，协调关系，保证医疗活动的顺利进行。可以说，加强医患之间的沟通交流，是实现医学目的的需要，是体现医学人文精神的需要，也是医学发展的需要。加强医患交流沟通可以实现医患双方的价值的辩证统一。

（陈志鹏）

人际沟通

第三章

第一节 概 述

一、沟 通

（一）沟通的概念

在中国古代典籍中，沟通本义指开沟使两水相通或两方能通连。在现代信息社会中，沟通主要指信息沟通。从广义上讲，沟通是指信息发出方依托一定渠道，将信息发送给既定对象，并寻求反馈以达到信息共识的过程。它可以在人与人、人与机器或通讯工具、机器与通讯工具之间发生。从狭义上讲，沟通是指人际沟通，指人们之间的信息交流和传递过程，是一种复杂的互动过程。人际沟通传递了信息的内容，交流了人们的观念、情感和思想，同时也判断了信息的意义，实现了交往双方之间的心理和行为的信息传达与接受，是人际交往的重要组成部分，是人与人之间发生相互作用的最主要形式。

（二）沟通的过程

沟通过程是指沟通主体（即信息发出者）对沟通客体（即信息接受者）进行有目的、有计划、有组织的思想、观念、信息交流，是传递信息、寻求反馈及达成共识的双向互动过程。

沟通过程包括五个要素，即沟通主体、沟通客体、沟通介体、沟通环境、沟通渠道。

1. 沟通主体

沟通主体是指有目的地对沟通客体施加影响的个人和团体，如党、团、行政组织、家庭、社会文化团体及社会成员等。沟通主体可以选择和决定沟通客体、沟通介体、沟通环境和沟通渠道，在沟通过程中处于主导地位。

2. 沟通客体

沟通客体即沟通对象，包括个体沟通对象和团体沟通对象。团体的沟通对象还有正式群体和非正式群体的区分。沟通对象是沟通过程的出发点和落脚点，因而在沟通过程中具有积极的能动作用。

3. 沟通介体

沟通介体即沟通主体用以影响、作用于沟通客体的中介，包括沟通内容和沟通方法，沟通主体与客体间的联系，保证沟通过程的正常开展。

4. 沟通环境

沟通环境既包括与个体间接联系的社会整体环境（政治制度、经济制度、政治观点、道德风尚、群体结构等），又包括与个体直接联系的区域环境（学习、工作、单位或家庭等），对个体直接施加影响的社会情境及小型的人际群落。

5. 沟通渠道

沟通渠道即沟通介体从沟通主体传达给沟通客体的途径。沟通渠道不仅能使正确的思想观念尽可能全、准、快地传达给沟通客体，而且还能广泛、及时、准确地收集客体的思想动态和反馈的信息，因而沟通渠道是实施沟通过程，提高沟通功效的重要一环。沟通渠道很多，如谈心、座谈等。

沟通是传递信息、寻求反馈及达成共识的过程。沟通过程在信息发送者和信息接受者两者之间传递，一般需要历经八个环节。

沟通过程是指信息的发送者（信息源）与接受者之间传递信息的过程。如图 3-1 所示，沟通过程主要涉及下列八种要素：发送者、信息、编码、渠道、译码、接受者、干扰、反馈。

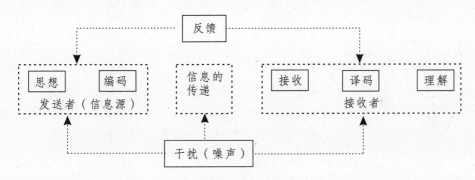

图 3-1　沟通过程

（1）发送者。沟通的主体，它是信息的来源，经由将思想或意图加以编码而成。

（2）信息。它是指经过编码，进入沟通渠道的有用信息，信息往往受到编码的选择与处理程序的影响，因此也可能受到扭曲。

（3）编码。将思想、观念、想法、情感等信息内容编制成语言或非语言符号。被编码的信息受到以下四个条件的影响：技巧、态度、知识和社会文化系统。

（4）渠道。它是信息的载体，传送信息的中介，发送者有权选择它。一般常用的信息渠道有口头与书面两种。

（5）译码。接受者在接受信息前，必须将编码的信息解译到使接受者能够了解的程度，此一过程即为密码的译解。

（6）接受者。信息到达的客体，是指接收信息的人。

（7）干扰。在沟通的整个过程中，都会受到噪声的影响，这里的噪声指的是信息传递过程中的干扰因素。沟通的每一要素出现的干扰现象都会影响信息的传送效果。

（8）反馈。反馈是检验信息传送的程度，由反馈可以决定信息是否已经完全为接受者所了解。简言之，反馈就是接受信息者将收到的信息处理后，又传送给信息发送者。

沟通过程的每一要素都很重要，假如其中一个要素出现问题，那沟通信息的效果就无法达到。现实中常常会出现因沟通要素的质量不高、沟通工具的运用不当、沟通方式的选择不当、沟通渠道和网络的状况不良而影响沟通的效果的事情。

（三）沟通的意义

沟通的主要意义在于：

（1）获得新闻、数据、图片、事实、意见、评论等信息情报，以便对周围环境的情况获得了解并能及时做出反应和决定。

（2）帮助人们参与社会活动，加强与社会的联系，增强社会意识。

（3）激励社会成员，促进社会目标的实现。

（4）在教育和知识学习活动中，促进人智力的发展，培养人的品格，使其获得各种技能和能力。

二、人际沟通

（一）人际沟通的概念

人们运用语言符号系统或非语言符号系统传递信息，使彼此了解、相互信任并适应对方的活动过程，称为人际沟通。人际沟通的本质表现为一个有意义的、双方互相关联的活动过程。

（二）人际沟通的类型

人际沟通可以有不同的方式，依据沟通的表现形式，人际沟通主要有以下六种区分形式。

1．语言沟通与非语言沟通

（1）语言沟通：指用语言符号（说和书写的字词）系统进行的信息交流，包括口头信息沟通（口语）和书面信息沟通（书面语）的沟通。

（2）非语言沟通指通过某些媒介而非讲话或文字来传递信息，包括身体语言沟通、副语言沟通、物体的操纵。身体语言是一门借助身体移动、脸部表情、姿势以及与对方的谈话距离来沟通的学问。副语言沟通是通过非语词的声音如重音、声调的变化，哭、笑、停顿来实现的。物体的操纵，指人们通过物体的运用、环境的布置等手段进行非语言沟通。

2．口语沟通与书面语沟通

（1）口语沟通：是指通过说话的方式进行的沟通。它是一种迅速、灵活、随机应变、有信息反馈、适用性强的沟通方式，常用于调查、访问、讨论、演说、咨询、电话联系等方面。

但口语沟通的局限性较大，受时间、空间条件的限制，受信息发送者和接受者自身条件的限制。如果信息发送者表达能力差，不能准确地传递信息，会使信息接受者不解其意；如果信息接受者反应不灵敏，不善于分析信息，反馈能力差，也可能会导致信息传递失误，降低沟通效果。

（2）书面语沟通：是指用书写和阅读的方式进行的沟通。它是人类自草绳打结记事开始，到产生文字后被广泛采用的沟通方式，如会议记录、书面报告、信件、通知、书籍、论文等。书面语沟通不受时空限制，具有很强的准确性，便于保存、查对，信息接受者可以反复利用，推敲信息、加深理解，可以按自己的需要将信息处理、储存、提取和应用。

3. 直接沟通与间接沟通

（1）直接沟通：指运用人类自身固有的手段，无需媒介作中间联系的人际沟通，如面对面的谈话、演讲、上课等，它是人际沟通的主要方式。

（2）间接沟通：除了依靠传统的语言、文字外，还需要信件、电话、电报等媒介作中间联系的人际沟通，称为间接沟通。尽管间接沟通在过去的生活中比例不是很大，但这种沟通方式正日益增多，改变着社会的生产方式，改变着人们的生活方式，改变着人们的沟通方式，极大地拓宽了人际沟通的范围。现在，远隔千里的两个人之间，通过电话就可以像面对面一样地交流信息。人们通过电报、信件、电子邮件，也能实现方便地进行联系与沟通的目的。

4. 正式沟通与非正式沟通

（1）正式沟通：正式沟通，指在组织中依据规章制度明文规定的原则进行的沟通。如国家机关的文件、各种组织的会议、工作情况汇报、教师上课、课堂讨论等。正式沟通强调组织成员是作为一定的角色来进行沟通，其内容是与组织活动直接相关的，是经由组织结构而形成的途径的沟通。其特点是：沟通渠道固定，信息传递准确、规范，速度慢。正式沟通，按照信息流向的不同又可分为下行沟通、上行沟通、横向沟通、斜向沟通、外向沟通等。

（2）非正式沟通：指通过正式渠道以外的不受组织监督、自选途径的沟通。如：私下交换意见，议论某人某事，传播小道消息，私人聚会，等等。它是在正式沟通渠道以外进行的信息传递与交流，是组织成员个人不作为其在组织中所担任的某一角色（如领导与被领导）而进行的沟通，是由于组织成员的感情和动机上的需要而形成的。其特点是：形式灵活，速度快，信息不可靠（人们的一些思想、动机、态度、情绪、需要和目的在正式沟通中往往不便表达，而在非正式沟通中易于陈述出来）。非正式渠道中传递的信息常称为小道消息，有时组织中甚至会出现谣言。非正式沟通形式有串串型、饶舌型、集合型、随机型等。

在现实生活中，这两种沟通渠道是相辅相成的，不是对立的。

5. 单向沟通与双向沟通

（1）单向沟通：是指一方是传递者，而另一方是接受者的沟通。信息的流动只由一方向另一方进行，例如作报告、演讲、发布命令等。其特点是：接受面广，速度快，没有及时的反馈信息。发布命令时，多用这种形式。

（2）双向沟通：指双方互为信息的传递者和接受者的沟通，如讨论、谈判和谈话。其特点是：双方的信息及时反馈校正，准确可靠，信息传递速度相对较慢。

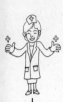

（三）人际沟通的特征

人际沟通具有明确的目的性、象征性、关系性、学习性和决策性等特征。

1．人际沟通的目的性

（1）为了满足社会需求而与他人进行沟通。心理学认为，"人是一种高度社会化的动物"，人与他人相处的需要是生而有之且不可或缺的，人如果与他人失去了联系和接触，极有可能产生躯体症状和心理失调现象。

（2）为了加强肯定自我或改善人际关系与他人沟通。借着社会功能我们发展与维持与他人间的关系，通过与他人的沟通来了解他人，并借着沟通的过程，使关系得以发展、改变，或者维系下去。

（3）为了一个简单理由与他人沟通。在日常的生活、工作中，常常因为一些实际问题需要得到帮助而与人沟通。

2．人际沟通的象征性

沟通中的语言性或者非语言性的符号都具有象征性的意义。例如，非语言沟通的面部表情能够表现出一个人的喜怒哀乐，或者用文字书写如书信、文章等方式表达喜好厌恶，传达出沟通者要表达的意思，表现出一种象征性的作用。

3．人际沟通的关系性

指在任何的沟通中，人们不只是分享内容意义，也显示彼此间的关系。在互动的行为中涉及关系中的两个层面，一种是呈现于关系中的情感，另一种是相互关系的控制。

关系中的情感表明了双方关系的亲疏和远近。

在相互关系的控制层面，有互补关系和对称关系两种。

4．人际沟通的学习性

通过沟通可以增长知识、获得信息，模仿他人的沟通技巧，因此人际沟通表现出学习性。沟通是可以学习的，还可以帮助我们学习他人，警惕自己别犯同样的错误，使自己在不断地学习和练习中获益。

5．人际沟通的决策性

人际沟通存在着决策过程中的信息交换和影响他人的作用，因此具有决策性。在经济型社会，人们无时无刻不在做着决策，正确和适时的信息是做有效决策的关键。这种信息有时要依赖与他人沟通而获得。

（四）影响人际沟通的因素

1．个人因素

个人因素主要包括两大类。一是接受的有选择性，二是沟通技巧的差异。

信息接收的有选择性，是指人们拒绝或片面地接受与他们的期望不相一致的信息。由于人们只看到他们擅长的或经常看到的东西，由于复杂的事物可以从各种角度去观察，人们所选择的角度强烈地影响了其认识问题的能力和方法。

沟通技巧上的差异也影响着沟通的有效性。

2. 人际因素

人际因素主要包括沟通双方的相互信任、信息来源的可靠程度和发送者与接受者之间的相似程度等三个方面。

（1）沟通的信息传递不是单方的而是双方的事情。沟通双方的诚意和相互信任非常重要。

（2）信息来源的可靠性由下列四个因素决定：诚实、能力、热情、客观。

（3）沟通的准确性与沟通双方间的相似性有着直接的关系。沟通双方特征（如性别、年龄、智力、种族、社会地位、兴趣、价值观、能力等）的相似性影响了沟通的难易程度和坦率性的高低。沟通一方如果认为对方与自己相近，那么他将比较容易接受对方的意见，并且容易较快达成共识。

3. 结构因素

结构因素主要包括地位差别、信息传递链、团体规模和空间约束四个方面。

4. 技术因素

技术因素主要包括语言、非语言暗示、媒介的有效性和信息过量。

三、人际沟通的分类

按照沟通所使用的符号形式分类，人际沟通可分为语言沟通和非语言沟通。

（一）语言沟通

指用语言符号（说和书写的字词）系统进行的信息交流，包括口语和书面语（文字）的沟通。口语沟通是有声的语言沟通，是用讲话的方式进行语言沟通，如谈话、演讲、通电话等；书面语即文字的沟通是无声的语言沟通，是用文字即书面语言的方式来传播，如写信、写通知、发电报等。

（二）非语言沟通

指用非语言符号（手势等）系统进行的信息交流，主要有肢体语、表情、目光、个人空间及个人距离、外形、衣着、触摸行为等。沟通者借助以上这些非语言沟通工具，与接收者进行非语言沟通。

第二节　人际沟通与生活

一、人际沟通的重要意义与作用

人际沟通是人人都需要的生活技能，它对于社会公共生活、个人职业生活和婚姻家庭生活都是非常重要的。

（一）人际沟通有助于心理健康与自我完善

马克思在《关于费尔巴哈的提纲》中提出："人的本质并不是单个人所固有的抽象物。在其现实性上，它是一切社会关系的总和。"人是高度社会化的动物，满足社会性的需求是人的天性。社会学家马斯洛也指出"社会性"是人类五大基本需求之一。每个人都希望自己有所归属，是家庭中的一分子，与朋友在一起时被接纳，在社会上被人尊重，这样才能让生活更有意义。

人际沟通能促进自我了解，发展自我概念。每个人的自我了解来自三个途径：内省、他评和与他人的比较。其中他人对自己的评价是一个非常重要和客观的途径。当我们和他人进行人际沟通交流互动时，可以从别人的反应或回馈中发展出清晰、正确的自我画像。在人际沟通过程中，与朋友在一起听、看、问、讨论、学习，这是与他人进行正确比较的有效途径，能促进个人的社会性成长。

良好的人际关系对于个人生理与心理健康都有很大帮助。美满和谐的人际关系可以让我们自我实现、身心愉悦、延年益寿。医学研究表明，生活态度积极、人际关系良好，社会支持度高的人，肌体免疫力较强，较少患病。积极的人际关系使人感到安全、自尊、自信、愉悦，从而能够成为快乐、健康、幸福、成功的人。

（二）人际沟通有助于事业成功

事业成功的智者都懂人际沟通的技巧。良好的人际沟通能力，是个人才华得以充分发挥取得良好的社会认同与专业发展的必要条件，也是一个人心理正常发展，学业、事业成功的必要保证。一个人能够与他人准确、及时地沟通，才能建立起牢固的、长久的人际关系，进而能够使自己在事业上如虎添翼，最终取得成功。现代社会，不善于沟通将失去许多机会，同时也将导致自己无法与别人的合作。

（三）人际沟通有助于组织沟通

组织是由思想、性格和行为风格都有差异的个体组成的，要让组织健康地成长和发展，必须做好人际沟通。良好有效的人际沟通，能帮助团队形成合力，使人们处理问题和业务时迅速与合理，在外部能获得更多的信息，而这对个人的工作和组织的发展会有更大的帮助。

有效的沟通，是整合组织众多管理职能的基本手段，是激励员工的重要方法。深入的沟通，能够促进创新。成功的外部沟通，是组织在竞争中占得先机的必要手段。

二、人际沟通与日常生活

（一）交　谈

交谈是人际沟通的重要组成部分。交谈的过程也就是人际沟通的过程，是运用一套共同规则和信息的过程。交谈发生在人们面对面的互动中，需要参加者将谈话的焦点保持在一个特定的话题上，并且运用沟通技巧去提问和回答。

1. 良好的开头

首先，开场白应开门见山地表达感谢、述说一种希望，或是提出建议。其次，应直接、诚恳、明确地说明你的动机和需求，这样会扫除对方心头疑虑，不再对你谈论的话题原因感到困惑。态度与语调的诚恳与否是影响对方对你是否信任的重要因素之一。如果你是发乎至诚地与之沟通，对方也比较容易听进你的话。

2. 陈述信息和动机

首先，要切中要领。在交谈时，你无须按照特定顺序逐一说出各项，重要的是你能在对话进行到某一程度时，将你的想法传达给对方。其次，在陈述信息时，切勿采取强制的口吻，最好让对方感觉是一种提议。提议可以引发对方深思，而强制推销的口气只会带来压力。在语言表述中，尽量使用中性色彩的词语叙述已成的事实，不要责难。

3. 关注对方

交谈是一个互动的过程。在交谈过程中，你必须时时关注对方在说些什么，但不要贸然地根据自己的意见下任何结论。

4. 有始有终

将彼此达成的共识做一个概述，心平气和地结束谈话。

（二）书面语言沟通

1. 应遵循的原则

运用书面沟通必须遵循以下具体原则：

第一，先记下，后修改。也就是说，无论记成什么样子，先记下内容，再做认真的修改和润色。

第二，使用空格、标题、段落和段首缩字。这些项目是视觉和声音信号中卓有成效的替代品，能起到强调、激发兴趣和刺激的作用，能鼓励人们更加乐于吸取书面信息并防止他们大脑装得过多而不能自拔。

第三，运用大字标题并选择不同字体（甚或摘要），这些都可作为"路标"使读者更易于寻找。

第四，谨记"简洁为贵"。有时可以使用一些非正式的词语，如用"入伙"代替"参加"，用"但是"代替"然"等。

2. 常见的沟通工具及方式

我们工作中通常所用的主要的书面沟通工具有：信件、报告和便笺。另外还有其他的沟通方式，如电子邮件、电话、约会等。

（1）信件。信件书写的步骤大致如下：

① 写信内容：这是信件的目的。你究竟想对收信人说些什么？

② 收信人：通常你应该清楚谁是收信人，并给予尊称。

③ 事件的情形：首先告诉读者信的主要内容是什么。

③ 产生后果：接着阐明这一事件带来的后果。

⑤ 解决的方式：然后可以建议一个可行的办法。

⑥ 具体的办法：可以指出你会采取什么办法，或者你期望对方做什么样的改进。

⑦ 用词的礼貌：即使对方使你很反感，在用词上必须表现得彬彬有礼并着重陈述事实而不能使用冒犯性的文字。最后，尽量以一些祝福性的话语来结束这封信，至少应该看上去是礼貌的。

（2）报告。报告和信件结构相似，但是，由于报告往往比信件要长一些，所以还要遵循另外的一些规则。如有些报告的格式有统一的要求，那么就必须遵守。一般情况下，报告应具有以下内容和要求：

① 陈述事实：简要地说明事情发展的状况；说明产生问题的可能性，列出所有的可能性，逐一进行分析。

② 陈述观点：这是报告的"亮点"。提出建议是报告的主体内容。建议的文字要简洁明了，尽可能多用短句。不要长篇大论。

③ 在文字中多用一些大标题、小标题、注释等引导读者阅读。

还有，多列一些图表也会帮助读者理解复杂的内容。

（3）便笺。便笺是最简便的一种书信。人们在日常生活中和工作中，常常会临时遇到某事要告诉别人，然而由于某些原因不能面谈或由于手续上的需要，于是便采用便笺。常用的便笺有请假条、留言条和托人办事条等。便笺的内容一定要简洁明了，要注明时间，末了要签署姓名。

（4）电子邮件。现代人越来越普及的一种方法就是发 E-mail（电子邮件）。电子邮件是一种典型的书面语言沟通。它有明显的优势，但也存在不足。

优势：可以传递大量的、准确的信息，甚至很多动画片都可以通过电子邮件来传递。在沟通大量信息的时候，用电子邮件是非常好的一种方法。

不足之处：不能很好地传递你的思想和情感。以前很多人同朋友沟通时都使用电话，而现在用电子邮件沟通的时间多了，朋友逐步变成了陌生人。现在流行一句话：你在网上聊天时，你不知道对方是人还是"鬼"。

（5）电话。电话的语言沟通里包含你说的内容，也包含了说话的抑扬顿挫的语气。这也是一种肢体语言的表现，这种肢体语言能够传递给对方一定的情感和思想。

我们可以作一下电话与电子邮件的比较。

① 电话的信息量更少一些，不如 E-mail 准确；电子邮件的信息量大，信息也较为准确。

② 电话适用于简单思想情感的传递。如"你是否能够开会""明天你是否来办公室"等。工作中在确认某件事情的时候，用电话是非常好的；而电子邮件则由于容量大，可以传达更多的思想情况。

③ 电话速度快，能够及时地做出某一个决定。当发生紧急情况，首先会想到是拨打 110、119 电话；遇到这种情况不能发 E-mail。

（6）约会（面对面谈话）。面对面的方式是最好的沟通方式。当有可能选择的时候首先应选择面对面谈话。

（三）非语言沟通

1. 非语言沟通方式

非语言沟通的内涵十分丰富，包括身体副语言沟通、语言沟通等多种形式。心理学家称非语言声音为副语言。心理学研究成果表明，副语言在沟通过程中起着非常重要的作用。一句话的含义往往不仅取决于其字面的意义，而且取决于它的弦外之音。

（1）副语言。副语言分为口语中的副语言和书面语中的副语言。

① 口语中的副语言是通过非语言的声音，如重音、声调的变化、哭、笑、停顿来实现的。语音表达方式的变化，尤其是语调的变化，可以使字面相同的一句话具有完全不同的含义。

② 书面语中的副语言是通过字体变换、标点符号的特殊运用以及印刷艺术的运用来实现的，例如某几个字加着重号或用黑体强调。

（2）身体语言。在沟通过程中，人们多数时候是处于特定的情绪状态中的。这种情绪状态，除了可以用直接的表达或副语言告知外，还可以委婉地以身体语言表达。如用身体语言中的目光、表情、势态、衣着打扮等形式来传递或表达信息。

此外，距离和领域。即空间距离，也是一种非语言沟通形式。沟通双方所处位置的远近，会影响到沟通效果。

2. 有效运用非语言沟通

据有关资料显示，在面对面的沟通过程中，那些来自语言文字的社交意义不会超过35%，而65%则是以非语言方式传达的。因此，正确运用非语言沟通，有助于你获得良好的人际关系。

丰富的表情是仅次于语言而最常用的一种非语言符号，因此交际活动中面部表情备受人们的注意。而在千变万化的表情中，眼神和微笑是最常见的交际符号。

（1）眼神：注视的时候要掌握好长短。对于不太熟悉的人，注视时间要短；对于谈得来的人，可适当延长注视时间。注视的位置亦应选择适当。在一般交往中，目光应投放在额头至两眼之间；在舞厅、宴会以及朋友聚会时，目光以在两眼到嘴之间为宜；如果是熟人之间或家庭成员之间，注视的位置应在对方双眼到胸部之间。

（2）微笑：笑主要是由嘴部来完成的。微笑的基本特点是：不发声、不露齿，肌肉放松，嘴角两端向上略微翘起，面含笑意，亲切自然。微笑最重要的是发自内心，发自肺腑。

（3）合理的空间距离。常见的沟通距离有四种。一是亲密区：与对方只有一臂之遥，适合进行较敏感的沟通。只有较亲密的人，才允许进入该区，如果陌生人进入，人们通常会感到不舒服，并设法拉开距离。二是私人区：朋友之间交谈的距离保持在一臂之遥到距离身体4米左右。三是社交区：延伸到12米远；适合于一般商务及社交来往。例如，多数办公桌的设计，都是要人们坐在社交区的范围内。四是公共区：更远至12米外，是人们管不到，也是可以不理会的地方。

沟通中空间距离的不同，还直接导致沟通者产生不同的影响力，有些位置对沟通的影响力较大，有些位置的影响力则较小。

（4）恰当的副语言。一般来说，人在高兴、激动时语调往往清朗、欢畅，而悲伤、抑郁时则黯淡、低沉，平静时畅缓、柔和，愤怒时则重浊、快速。从一句话的字面看，往往难以判定其真实的含义，而它的弦外之音则可传递出不同的信息。恰当的语调、音调和语速可以完整正确地传递人与人之间的信息和情感，加深沟通的程度。

三、大学生活中的常见人际沟通实务

（一）大学生人际交往的语言艺术

所谓语言艺术主要是指把握说和听的分寸。

1. 关于"说"

首先要学会说。在该说时说，在该止处止，这叫适时。要明确自己的身份，摆正位置。比如，在单位你和别人交流时，是处在领导或是被领导的位置。同样是了解各自的家庭状况，如果领导问你，那是嘘寒问暖、关怀有加；如果你向领导了解这方面情况，有人可能认为你是探听领导隐私。人际交往中，不要过度以自我为中心，不断述说自己的琐事；不要喋喋不休，或夸耀自己的经历，不理会别人的感受和反应。

其次要适量。即说话时声音大小应适量。

再次要言简意赅，词能达意，通顺易解，贴近主题、贴近交往对象。切忌说话逻辑不清、不知所云。说话时声音要洪亮，能使人听清。同时声音还要抑扬顿挫，让人听时不觉累。不要含糊其辞，以免引起不必要的误解。

最后赞扬和批评要讲究方式方法和措辞。赞扬别人要恰如其分，批评别人也要尽量用婉转的语气。

2. 关于"听"

关于"听"，总的原则是听对方讲话时，要把握好自己的配角位置，处处表现出对对方的耐心与尊重。

具体地说就是，首先，不要随意打断对方的谈话或抢对方的话题；其次，要学会倾听。认真倾听，不要一边听别人说话，一边东张西望或做一些不必要的其他动作。要给对方讲话的机会，让对方把话说完，不轻易打扰人家的思路。最后要特别注意配合对方的谈话，作出积极的反应。

（二）成功交友技巧

1. 人际交往原则

建立良好的人际关系不能脱离现实社会的基本原则和要求。大学生在人际交往中必须遵循的基本原则是：平等原则、尊重原则、真诚原则、宽容原则、理解原则。

（1）平等原则。大学生之间的人际交往的原则应该是平等的。无论何时何地，无论年级高低，大学生都要自觉做到平等待人，不要自视特殊、居高临下、傲视他人，否则就会脱离集体，造成心理上的孤独感。不坚持交往平等原则的人，是不会被他人欢迎和接纳的。

（2）尊重原则。生活实践告诉人们，只有尊重别人的人才能获得别人的尊重。生活中每个人都有自己的人格尊严，并期望在各种场合得到他人的尊重。所以，大学生首先必须学会尊重别人，包括尊重别人的人格、权利和劳动成果。

（3）真诚原则。真诚待人通常被认为是人际交往中最有价值、最重要的原则。大学生在人际交往中，要做到真诚坦率、表里如一、言行一致。

（4）宽容原则。大学生在人际交往中，心胸一定要宽，姿态要高，气量要大，遇事要权衡利弊，切不可斤斤计较、苛求他人、固执己见，要尽量团结那些与自己有歧见的人，营造宽松的交际环境。

（5）理解原则。相互理解是人际沟通、促进交往的条件。大学生在人际交往中，要善解人意，处处理解和关心他人。

2. 交友技巧

要获得良好的人际关系，不仅要培养良好的人际交往的人格品质，遵循人际交往的基本规律，依据人际交往的基本原则，还要讲究人际交往的艺术。所谓交往艺术，关键要注意把握交往的"度"，包括交往的广度、深度、频率以及语言、行为的分寸等。

（1）要注意和讲究交往的频率。所谓交往的频率主要是指交往的次数和在一起的时间长短要适度。要注意在适当的时候和远方的朋友加强联系，以免友情中断；另外，对于身边的朋友，即使是好朋友，在交往时也不能过从甚密，这样既影响彼此的正常生活，同时还会减弱彼此之间的新鲜感，增加出现摩擦和发生矛盾的概率，对彼此的友谊反而是不利的。

（2）交往的广度和深度要适当。交往的广度既不能过广也不能太窄，过广则容易滥交，既影响交往质量，又会浪费太多精力，影响学习；太窄又有可能错过了许多可交的朋友，使自己陷于狭小的人际圈子不能自拔。另外，在交往的深度方面也要注意适当，有的要深交，有的则只能浅交，甚至要拒交。决定交往深度的主要因素是志同道合。相同的理想志趣会使两个性格迥异的人成为莫逆之交。当然交往的深度和广度也应该辩证看待，具体问题具体分析，同时一定要考虑交往对象的个体差异。

（3）体态语言的恰当和行为的规范。要学会控制自己的情绪。要与对方保持一种若即若离的自然状态。关于体态语言主要表现在：站立时，不要总是晃动自己的身子，或者让别人感到你的手无处可放；坐着时，一般不要跷二郎腿；握手、礼节性点头要注意适当。

（4）尊重别人的隐私。尊重他人的隐私就是尊重他人的人格。即使是最亲密的朋友之间也应该有各自的私密空间，总以打听或背后宣讲别人的隐私为乐为荣，是没有教养也不懂法的表现，这种人不可能有真正意义上的朋友，最终只能是令人讨厌的孤独者。

（三）应聘面试技巧

应聘面试技巧，指大学生在面试过程中良好的人际沟通方式。面试的方式主要有以下几种：模式化面试、问题式面试、非引导式面试、压力式面试和综合式面试等。面试时经常会被问及一些如谈谈自己特长爱好和优缺点、对用人单位的了解、对工作中可能会出现的一些问题的处理等问题。应聘者在回答时要注意以下几方面：

1. 准确回答

回答时应把握重点、简捷明了、条理清楚、有理有据，忌长篇大论、跑题偏题、答非所问。口齿宜清晰，语言宜流利，态度宜文雅大方。交谈时要注意发音准确，吐字清晰。在面试中，如果对主考官提出的问题一时不知从何答起或难以理解对方问题的含义时，可将问题复述一遍，并先谈自己对这一问题的理解，在此过程中可摸清主考官的意图或需回答的内容。

2. 控制节奏

面试过程中注意语速与语言节奏的控制，做到从容不迫，不卑不亢，以免磕磕绊绊，影响语言的流畅。为了增添语言的魅力，应注意修辞美妙，忌用口头禅，更不能有不文明的语言。在面试中，讲话速度过快往往容易出错，也可能会导致思维混乱，给人以紧张且准备不充分的感觉。而讲话速度过慢，缺乏激情，气氛沉闷，也会使人留下不良印象。一般开始谈话时可以有意识地放慢讲话速度，等自己进入状态后再适当增加语气和语速。

3. 把握语气、语调

语气平和，语调恰当，音量适中。面试时要注意语言、语调、语气的正确运用。打招呼时宜用上语调，加重语气并带拖音，以引起对方的注意。自我介绍时，最好多用平缓的陈述语气，不宜使用感叹语气或祈使句。声音过大令人厌烦，声音过小则难以听清。音量的大小要根据面试现场情况而定。两人面谈且距离较近时声音不宜过大，群体面试而且场地开阔时声音不宜过小，以用人单位面试者都能听清你的讲话为原则。

4. 适当移动目光

回答问题时，目光应直面提问者，在脸颊至额头之间可做上下适当移动。切忌目光游离闪烁，飘忽不定。眼睛下垂的人，给人以一种缺乏自信、懦弱的印象；两眼直盯着提问者，会给人以桀骜不驯的强硬感觉。如果面试时把目光集中在提问者的头部，会给对方以诚恳、自信、踏实的印象。

第三节　影响人际沟通的因素

一、主体因素

沟通主体是指有目的地对沟通客体施加影响的个人或团体，诸如党、团、行政组织、家庭、社会文化团体及社会成员等。沟通主体可以选择和决定沟通客体、沟通介体、沟通环境和沟通渠道，在沟通过程中处于主导地位。

影响人际沟通的主体因素主要包括以下方面。

（一）主体知识经验水平因素

沟通主体丰富而全面的知识、优异的智力、在社会中历练的经验、对人情世故的洞悉和正确把握等，都会影响沟通的效能。在信息沟通中，一个经验丰富的沟通主体会对人际沟通做全盘考虑，谨慎细心，及时调整话题，有效控制局面；而一个知识经验水平较低或初试沟通的沟通主体往往不知所措，导致沟通失败，甚至造成沟通方的误解或对立。

（二）主体个性心理因素

古语说"人心不同，各如其面"。人们在心理面貌以及外在行为表现上存在差异。这些主要表现为能力、气质、性格、态度、需要、动机、信念等方面的个性心理特征差异。这对于每个人来说是相对稳定的，它们会造成不同主体对同一信息的不同理解，进而影响到人际沟通中信息和行为的选择。一个自信同时也尊重沟通客体的主体，往往能做到使对方对沟通有兴趣。一个胆汁质气质、外向型性格的沟通主体传递的信息，往往比一个抑郁质气质、内向型性格的沟通主体传递的信息更让人感觉振奋。同时，行为的有效影响也更大。个性上存在缺陷的主体，会对沟通产生不良影响，一个一贯虚伪卑劣、缺失诚信的人传递的信息，往往难以为人信服和接受。

（三）主体运用沟通技术因素

包括沟通主体的语言文字表达能力、思考能力以及手势、表情等的表达优劣控制能力等。

（四）主体社会地位成就因素

当沟通主体处于较高社会地位、较大社会成就情况时，人们往往出于本能而更多地表现出遵从。在现实生活中，如沟通主体一方处于信息掌控强势地位或具有较多专业话语权时，会对沟通产生重大影响，这需要人们慎重对待。

（五）主体沟通即时因素

在沟通时，如沟通主体处于安全、安静、明亮的环境中，加之其沟通主体生理状况良好、情绪饱满，那么这将会对沟通起到良好的促进作用。

二、方法因素

影响人际沟通的方法因素主要有：

1. 沟通主体方法因素

沟通主体所使用的传播技术，包括语言文字表达能力、信息表述传递能力、思考能力，以及手势、表情等方面的表达能力，都存在个性化差异。沟通主体良好的态度如自信、尊重对方等，会使对方提起沟通兴趣。沟通主体如果善用自己的知识经验和社会角色来沟通，那么将会增加沟通的有效性。

2. 沟通客体方法因素

沟通客体如果存在忽视信息、错误理解、有意地歪曲或拒绝接收，都将会造成沟通误解。每个人都有其独特的沟通理解方式和一定倾向性的心理选择标准，所以在沟通时要注意对方的沟通方式与理解方式，以免影响沟通。

3. 沟通信息处理方法因素

信息传递时会受到首因效应和近因效应的影响，即最早呈现的信息和最后呈现的信息容易被记住。选择合适的语言和非言语行为来表达信息是非常重要的，同一个信息用不同的语词和语气来表达会有不同的效果。

4. 沟通信息渠道处理方法因素

在沟通中，要注意选择适当的信息渠道，使之与传播的信息相配合，与当时的环境气氛相吻合，并符合接收者的需要。比如，教低龄儿童学习抽象概念时，借用实物进行形象化教学能使孩子更容易理解；朗诵诗歌时，使用音频视频设备辅助，会让人们产生强烈的共鸣，并获得深刻印象。

在生活中，电视、广播、网络、报纸、电话等都可以被用作沟通的媒介，同一信息经过不同的信息媒介渠道传递，其效果大不一样。人们的视觉、听觉、嗅觉、味觉、触觉五种感官都可以接收信息，但日常生活中所发生的沟通主要是视听沟通。心理学家和社会学家们还发现，面对面的沟通方式是各种沟通方式中影响力最大的。

三、其他因素

1. 社会因素（包括社会地位因素、社会心理因素、社会环境因素等）

由于人们在社会中的地位、职业各异，所属阶级阶层团体不同，信仰不同，分别具有不同的意识、价值观念和道德标准，对同一事物、事件，往往持有不同的看法，这会在一定程度上造成沟通的困难。

在沟通上存在心理障碍的个体，因不能获得人际沟通所带来的积极意义，影响到了人际沟通，也使其社会功能受到严重影响，进而使其产生逃避、沮丧、恐惧、厌恶的消极心理和行为，最终导致社会适应不良。

身处家庭、社交、工作、宴会、聚会、郊游、约会等不同的场合时，因受不同的社会情境的制约，人们沟通的内容与方式都是不同的，对此应采取吻合一定社会环境的沟通方式来进行沟通。

2. 环境因素（包括噪声、光线、安全、隐秘性等物理环境因素和心理环境因素）

一般情况下，安静整洁、明亮有序的环境会使沟通更有效。沟通前要尽量排除一切噪声源，安排好交谈环境，关闭广播、电视、手机，以避免分散注意力，为沟通方创造一个良好的环境，以增加交流的效果。

在某些沟通如医患沟通中，因可能会涉及病患的隐私，病患不希望被其他人知晓，医护人员就应考虑到环境的隐秘性是否良好。条件准许时，应尽量选择无人打扰的房间，或请其他人暂时离开，同时注意说话声音的大小，以解除病患的顾虑，达到良好的沟通效果。

人是理性兼感性的高级动物，沟通主客体的情绪状态在沟通时常常会影响到沟通。情绪好时与不好时，其沟通的方式会有所不同。一般情况下，在情绪好时易于沟通，情绪不好时难以沟通；表情轻松愉悦时易于沟通，表情沉重冷漠时难以沟通。

3. 组织因素（包括组织结构因素、组织氛围因素）

有的组织机构庞大冗繁、层次重叠，信息传递环节过多，从而造成信息的损耗和失真。有的组织结构不健全，信息传递渠道堵塞，缺乏反馈，也会导致无法传递信息。另外组织氛围因素会影响沟通。和谐、民主、具有团队精神和合作意识的组织氛围能促进沟通。不同层次组织成员沟通渠道的畅通，会扫除影响沟通的障碍。

4. 历史文化背景因素（包括历史背景因素、文化背景因素）

沟通双方（或多方）如有相同相似的经历，先前认识或有过联系，或沟通前已达成一定共识，将会在短时间内完成沟通。人们在与家人好友沟通时，常常不需要完整地表达出信息对方就可了解其所说的话，这是因为双方已经具有沟通的历史背景。

文化是沟通的基础，文化背景的不同对沟通带来的障碍是显而易见的。文化的差异，决定了沟通方的行为方式、价值观、语言、生活背景和沟通方式的差异。例如：我们中国人对彼此较为熟悉的人见面问候时，一般采用下列用语——"你上哪去呀？""你吃过了吗？"；如果用这样的问候语问候英美人，就可能使他们茫然，甚至有可能让他们误解。在与不同文化背景的人进行沟通时，要提前了解一些基本的文化礼仪规范和常识。

（王　芸）

医患关系的基本理论

第四章

第一节　医患关系概述

医患关系既是医学问题也是一个复杂的社会问题。现行医疗体制的弊端，医患双方所获取的医药信息差距巨大，现代医学的发展和人们对健康的要求得不到充分满足，医患之间缺乏有效的沟通渠道等，皆导致了医患关系的紧张。

一、医患关系的含义

（一）概　念

著名医史学家西格里斯曾经说过："每一个医学行动始终涉及两类两事人：医师和病员，或者更广泛地说，医学团体的社会，医学无非是这两群人之间多方面的关系。"这精辟地阐明了整个医学最本质的是医生和病人之间的关系。

医患关系（doctor-patient relationships），是指在医学实践活动中产生的人际关系。这种关系分为狭义的和广义的。狭义的医患关系是指医生与患者之间的关系。广义的医患关系是指医务人员（包括医生、护士、医技人员、医疗行政和后勤人员等）与患者一方（包括患者本人、患者的亲属、监护人、单位组织等）之间的关系。"医患关系"实际上是一个以医务人员为主体的群体同一个以患者为中心的群体之间的关系，是医患双方以医疗过程中所发生的联系为纽带，以疾病和医学技术为基础，以医学道德为核心，以恢复健康或疾病为根本的共同目的，是以双方道德权利与义务对立统一为特征的一种特殊双向人际关系；是以当时的社会经济和思想意识形态为背景缔结而成的一种反映当时经济、文化、道德、伦理、法律等内容的社会关系。

依据医患关系所包括的内容及其与诊治实施的义务关系，可将医患关系分为两个方面。

1. 医患关系的非技术方面

指与医生诊疗技术和方法无关的医生与患者的"纯"人际关系；确切地说，就是医务人员的服务态度、医德医风的表现而引发的医患关系现象。这蕴含了经济、法律、伦理、心理等方面的内容。医患关系非技术方面实际上体现了社会人际关系最普遍、最基本的原则，就是人与人之间的平等、尊重、信任及诚实；没有这个基础，任何人际关系都不可能很好的维系。医生与患者的交流是建立在疾病基础之上，在此过程中由于医生和患者之间的信息的不对称，导致医务人员的服务态度对患者的治疗效果是有影响的。亲切、耐心、体贴、献身于救死扶伤的崇高的医生形象本身，对于患者就有很大的心理治疗作用，它给病人以信心、以希望、以积极的暗示作用，它改善病人对于疾病的消极心理，它增强病人向疾病作斗争的主观能动性，它引导病人对治疗过程的完善配合。尤其在现代，当心理社会因素在疾病的发生发展中起作用越来越大时，医生能耐心地听取病人的种种诉说，医生能在更广泛的心理、社会方面给病人以帮助，就显得更为重要。在唐代中国名医孙思邈的《大医精诚》中，阐述了非技术方面的道德要求。希波克拉底曾经说，"一些病人虽然意识到其病况的险恶，却仅仅由于对医生德行的满足而恢复了健康"。

2. 医患关系的技术方面

就是指医患双方在诊断、治疗、用药、手术、护理等医疗技术过程交往中的关系。如医生同病人讨论治疗方案、诊治等。医患关系的技术方面的交往，按一般情况而言，医务人员应当处于主体地位，应当给予指导。相对于病人，医务人员掌握了更多的医学科学知识和技能，在技术上能提供医疗方案。因而医务人员在技术方面发挥指导作用是必要的，有利于患者。但应避免在医患互动中粗暴的家长式的作风。如：以技术专业化而自居，事事处处都高人一等；甚至即使有条件进行知情同意时，也独断专行，去实施未征得患方同意的重大医疗措施。因此，在技术方面，既要承认医务人员在技术方面的主导地位，也要防止这种地位绝对化。

（二）医患关系模式的类型

1. 概 念

医患关系模式即在医学实践活动中医患双方相互间的行为方式，从组成医患关系的技术方面和非技术方面而言，医患关系的模式就是从这两方派生出来的。

2. 类 型

（1）维奇医患关系模式。美国学者罗伯特．维奇（Robert. Veatch）提出的三种医患关系模式：

① 纯技术模式。纯技术模式又称工程模式。在这种模式中，医生充当一名纯科学家的角色从事医疗工作，只管技术，不问其他。医生只将所有与疾病、健康有关的事实提供给病人，让病人接受这些事实，然后医生根据这些事实解决相应的问题。这是一种把病人当成生物变量的生物医学阶段的医患关系模式，在新的医学模式问世后它已淡出。

② 权威模式。权威模式又称教士模式。在这种模式中医生充当家长的角色，具有巨大的权威性，医生不仅有为病人做出医学决定的权利，而且具有做出道德决定的权利。一切均由医生决定，病人丧失了自主权，不利于调动病人的主观能动性。

③ 契约模式。契约模式是指医患之间关系是一种法律性的关于医患双方责任与利益的约定。在这种模式中，尽管医患双方都不感到彼此之间是完全平等的，但都感到相互之间有

一些共同利益，并在分享道德权利时遇到的责任，同时，对做出的各种决定负责。按照这种模式，医疗过程中的一些具体技术措施实施的决定，由医生负责。

（2）人道模式。布朗斯坦（Braunstein）提出了"传统模式"和"人道模式"。认为传统模式应该并正在转为"人道模式"，综合了医患关系非技术与技术两个方面。如：

——看一个病人不能只看到他的疾病；

——病人是一个完整的人，比他的躯体要大得多，要注重病人的心理方面和社会方面；

——每一个人都有能力来确定自己并对自己负责，要尊重和发挥病人积极参与治疗的主动权；

——病人的身心健康状态和他的过去、现在和将来有着错综复杂的关系；

——疾病、灾害、创伤、疼痛、老化、濒死等种种情况，是对于人们有很大的意义的事件，对不同人所具有的价值和影响也可能有很大的差别；

——对病人的帮助不仅仅依靠技术措施，而且依靠医生的同情心、关切和负责的态度。

在人道的医患关系中，患者主动地参与医疗过程，在作出医疗处置的决定中有发言权，并承担责任；医生在很大程度上是教育者、引导者和顾问。人道的医患关系模式比传统的医患关系模式更有效，特别是当治疗涉及患者生活方式和个人嗜好的改变时，这种模式更显示了很大的优越性。

（3）萨斯—荷伦德模式。目前，被医学界广泛认同的医患关系模式是1956年美国学者萨斯（Szase）和荷伦德（Hollender）在《内科学成就》发表的《医患关系的基本模式》。文中以医患互动、医生与患者的地位、主动性大小把医患关系分为三种基本类型：

① 主动—被动型（activity-passivity model）。它是传统的医患关系模式，普遍存在于现代医学实践中。医生是完全主动的，病人是完全被动的；医生的权威性不会受到病人的怀疑，病人不会提出任何异议。这种医患关系见于昏迷的病人、休克的病人、全瘫的病人、严重损伤的病人，其丧失了表达意见的可能性，完全听命于医生。在精神分析治疗、催眠治疗中，也可以见到这种类型的医患关系。这种医患关系的要点和特征是"为病人做什么"。

② 指导—合作型（guidance-cooperation model）。它应属于现代医学实践中医患关系的基础模型。医生也是主动的，病人也有一定的主动性。医生仍然是权威，医生的意见将受到病人的尊重；但是，病人可以提出疑问，可以寻求解释。这种医患关系见于急性病人：清醒，但疾病较重，对疾病的了解很少，要依靠医生的诊断和治疗，处在比较忠实地接受和执行医生的劝告的地位。这种医患关系的要点和特征是"告诉病人做什么"。

③ 共同参与型（mutual participation model）。医生和病人具有同等的主动性、同等的权力，相互依存，共同参与医疗的决定和实施。这种医患关系见于多数慢性病人。在这种医患关系中，病人和医生一起商讨采取什么样的防治措施，共同做出决定，主要由病人自己进行治疗。由于慢性病例的防治常常牵涉生活习惯、生活方式、人际关系的改变和调整，这种相互参与式的方式有利于诊疗方案长期有效的实施。这种医患关系的要点和特征是"帮助病人自疗"。

（三）医患关系的特点

医患关系具有一般人际关系的交往共性，也有自己的独特性。如：

1. 选择性

在医疗实践中，选择合适的医务人员或医疗单位是患者的权利，患者可以在众多的对象之间自由选择。而医务人员和医疗单位也有权利事先将自己的诊治范围、医疗特色及相关问题公布于众，这本身也是一种对诊疗对象或治疗疾病范围的选择。同时医患双方可以考虑选择适当的就医方式或诊治模式，以达到诊治之目的。

2. 对流性和开放性

医患关系双方既是信息的发出者又是信息的接受者。诊疗活动是一个医患互动的过程，受医疗系统及社会整体系统调控和制约，发挥其应有的诊疗作用。

3. 多层次性

医疗的多层次性以及疾病的复杂性，决定医患关系具有多层次性特点。医务人员要把病与人统一起来，从而摆脱当前医患关系物化和单一化的困境，实现医患之间的多层次互动。

4. 互补性和协调性

事物是在其对立、差异的基础上形成完整的统一体，从而具有协调的必要。医生在诊治疾病的过程中才能使自身的医技水平不断提高。患者只有积极求医，与医生真诚协作才可能摆脱病魔、重建健康。因此，只有通过医患互动才能实现医学之目的。

5. 目的的专一性

医患关系与一般的人际关系不同，它本身不仅具有明确的目的性，而且表现出高度的专一性。尽管医患关系的形式、层次多种多样，但其目的只有一个即为了诊治疾病、恢复机体的健康，而且这一目的是医患双方所共同期望实现的。

6. 地位的不平衡性

在医患关系中，由于患者存在着无法改变的在知识拥有上的不平等，始终处于脆弱和不利的地位。特别是在医学科技迅猛发展、高度专业化的今天，即使医学工作者也不可能精通所有的医学知识，更何况患者。

7. 特殊的亲密性

病人在求医的过程中，出于诊治的需要，可能会将一些从来没有告诉过任何人的隐私、秘密等告诉医生，对医生（无论首次接触与否）表现出高度的信任。医生也会以诊治疾病为根本，认真听取患者与疾病有关的隐私和秘密，从而构成了医患之间特殊的亲密关系。

8. 选择的不对等性

救死扶伤，防病治病，是医疗工作对医务人员和医疗单位提出的道德要求。在医疗过程中，患者对医方却有较大的选择权，患者可以根据自己的病情、经济状况、对医方的了解程度等选择不同的就医对象；而医生应当平等地对待所有的患者，一视同仁，不应当有所区别，更不应当有选择地挑拣病人，拒绝病人。

9. 情感的中立性

医生对患者应当充满感情，不应该对其疾苦无动于衷。在临床中，如果医生对患者的情感不够投入，缺乏应有的关心和热情，势必会影响其诊断效果。然而，如果医生对患者的情感过于强烈，亲情关系过于密切，以情用事，会产生一定的副作用。所以，医生对病人只能同情而不能动情，应当与患者保持情感上的距离。

以上 1～4 体现了医患关系的人际关系共性，5～9 体现了医患关系自身的特性。总而言之，医患关系不同于一般的人际关系，是医学范畴的人际关系，其以疾病为纽带相互依存，共存于医疗活动中。医患关系具有特殊的道德要求，即医患关系是建立在绝对信任—负责基础上的人际关系。

二、重建医患关系

（一）医患关系发展的趋势

传统医患关系，是指几百年来形成的传统的生物医学模式下所形成的父权主义的医患关系。因医学专业性的特点，多数的患者在医疗实践中需要依赖医生的专业知识和技能。这也是传统医学模式有限度地存在下去的合理性与必然性。但随着社会发展，医患关系出现了新的趋势：

1. 医患关系有物化的趋势

在近代和现代医学中，大量的物理、化学诊疗仪器的出现，为医生做出正确诊断提供了客观的检测资料，大大改变了以前那种单纯依靠医生直接对病人"望、闻、问、切"诊断疾病的情况。由于在医患关系中出现了大批医疗仪器设备及其他第三者的中介，使医患双方相互交往、进行思想交流的情况大大减少，而依赖仪器设备的程度越来越高，这样医患关系在一定程度上被物化了。

2. 医患关系有复杂化的趋势

这是由于：一方面，由于分科越来越细，医务人员分工也越来越专科化。一个医生只对某一种疾病负责，或只对诊疗工作中的某一个环节负责；而病人的健康和生命，不是依赖某一个医生，而是依赖于众多的医生、护士、检验员、药剂员等各类医务人员。另一方面，在医院里，一个医生同时要负责十几个甚至几十个患者的治疗，医生关心的不是一个或几个患者，而是十几个几十个患者。这样，以往那种医患单一的稳定联系被分解为十几、几十甚至上百个线头，使医患关系变得越来越复杂化，使医患双方的情感联系相对地变得淡薄。

3. 病人与疾病有分离的趋势

现代医学在孤立研究某种疾病及其致病因素、探求某种疾病的病原体时，常常把某种疾病的致病因素从病人的整体中分离出来。这样，在医务人员看来，作为整体的人的形象变得淡薄甚至暂时消失了。

4. 自然人与社会人有分割的趋势

以近代生物科学为基础的近代医学，只是从生物学的观点，从人的自然属性去研究人体及其疾病，使用的方法又是还原的方法，这势必把人的社会属性排除在外，忽视影响人的健康和疾病的心理、社会因素。这也是医患之间思想交流减少的原因之一。

（二）重建医患关系

传统的医患模式无法协调新趋势的出现，需要建立新的医患关系来解决新的问题。

1. 坚持以人为本、发扬人道主义精神的原则

人道主义精神是近代医学道德要求的根本。坚持以人为本，站在全局和整体的角度，从患者本身出发，重视人的心理、思想、感情以及社会因素。

2. 坚持有利于现代医学健康发展的原则

现代医学的快速发展与患者的积极配合是分不开的。没有患者的积极合作，较高风险性的医学实践是难以实施的，而现代临床医学的发展也将受到限制。

3. 坚持建立良好合作的关系的原则

基于疾病的媒介而建立起来的医患关系需要双方的配合才能去除疾病、恢复健康。因此医患关系的良性的发展有赖于医生与患者的共同努力来实现。

4. 加强医患沟通

现代社会发展提供了人们全面、良好的医疗条件。在人们健康意识逐渐增强的同时，医疗纠纷案件却急剧增多。其中一个重要的因素是，医患之间的沟通的机会减少，其沟通的方式简单化、粗暴化。所以重新建立新的医患关系，必须加强医患之间良好的互动和沟通。

第二节 医患关系与医患

一、健康与疾病概念的变迁

健康与疾病是紧密相关的，人们对健康与疾病的认识随着社会进步及科技发展水平的变化而变化。人们对健康和疾病的理解经历了多次否定之否定的过程，对躯体与精神是分离还是统一，健康与疾病是由躯体因素引起还是鬼魔附体等问题争论不休，医学模式也经历了健康天赐、疾病神谴的神灵医学模式——朴素自然哲学医学模式，继而发展到生物医学及生物心理社会医学模式。

在古希腊，人们认为健康和疾病是身体功能的变化而引起的。希波克拉底提出与我国古代的五行学说有些类似的四体液病理学说。认为决定健康与疾病的关键是体液是否平衡，承认物质因素在疾病中的作用。随着古罗马文明的日渐没落，人们对疾病与健康的认识又陷入了神学论，牧师祈祷代替了医生治疗，寺院教堂成了治疗疾病的主要场所。

在 17 世纪，随着显微镜的发现及医学应用，人们逐渐认识到疾病与细菌或病毒感染有关，认识到病出有因，归于物质的思想又逐渐得到认同，健康就是没有疾病的概念得以盛行。

生物学意义的健康摆脱宗教神学色彩，寻求致病因素的物质基础，这促进了疾病治疗的长足发展。但由于将健康与人的心理社会因素分离开，对健康与疾病认识过于简单却造成了医学实践的机械化与简单化。

1946 年世界卫生组织（WHO）成立时在其宪章中指出，健康乃是一种在身体上、心理上和社会上的完满状态，而不仅仅是没有疾病和虚弱。这种多维度的健康界定，还原了躯体与精神、生物与心理社会相统一的一元论，更为全面的地理解疾病与健康的本质，是对生物医学健康概念的扬弃与发展。

二、医学模式与医患关系

传统的健康的内涵是：在没有疾病的生物医学观念下，医护人员祛除病源，追求患者各脏器及躯体健康。病原学意义上的健康及相应医学模式都立足于健康与疾病的生物学物质基础，但在这种简单的生物因素致病的病原学疾病理念指导下，医护人员只侧重患病后的治疗而忽视健康的促进与疾病的预防；只侧重物质实体与生物病原的寻找与治疗而忽视了人的内心感受与精神。在将人与治病看做是"修理复杂机器"的前提下，患者依从性必然降低，医患关系自然紧张，治疗及康复状况不容乐观。

20 世纪，疾病谱发生了变化，急性感染致死的人数减少，而与人们生活方式密切相关的慢性病如糖尿病、冠心病、癌症等致死人数明显增加。传统的生物医学模式不能适应社会医学发展的状况。人们不得不重新审视只注重疾病治疗而忽视健康促进与疾病预防，只强调医师权威而忽视患者感受的生物医学模式。1971 年，澳大利亚生理学医学诺贝尔奖获得者伯纳特（Burnet）大胆预言：生物学研究在未来并不能给医学带来多大利益，即使有也只不过是锦上添花而不是雪中送炭。这个预言警示人们单纯依靠生物学研究及其生物医学模式已经不能为大众健康保驾护航。

1977 年美国精神病学家恩格尔（G. L. Engel）在《科学》杂志上撰文首次明确提出了生物—心理—社会医学模式。该模式超越了生物医学模式对病因唯生物学化的局限，重视对疾病的治疗，更重视对疾病的预防及对健康行为的干预，让人积极地去追求与维持健康而不是被动地等待治疗。这不仅是生物医学模式的扬弃与发展，而且扩展了医患关系的内涵，有利于医患关系重新调整。

三、医患及其角色

所谓角色是指在社会结构中占有特定的位置，与他人处于特定的关系中，具有特定的社会行为规范或行为模式的社会成员。

（一）医生角色

医生角色就是处于特定的医患关系中，具有一定医学知识和医疗技能，以对患者进行检查诊断治疗工作为己任的医务工作者。

医生角色具有三个方面的职业特征：

1. 技术上的专门性

一个人之所以能够扮演医生角色首先是因为他经过了专门的职业学习和技术训练，并获得了同行的认可。

2. 感情上的中立性

医生角色在感情上的中立意味着与社会保持适当的距离，这就可以使医生在客观治疗过程中防止主观性。

3. 对象的同一性

尽管医生的服务对象在地位、种族、婚姻、职业等方面不同，但医生应一视同仁。

在医疗过程中，医生是医疗决策的制订者，其医疗行为不仅关系着患者的生命与健康，而且影响着医疗卫生资源的分配与供给。由于医疗技术本身的两重性、卫生资源的有限性及医疗过程的复杂性等因素的影响，在具体的医疗决策过程中医生的行为往往会陷入二律背反的困境。这主要表现在以下几个方面：

（1）有限卫生资源优先抉择中的困境。人都有生存的权利和欲望，面对疾病的折磨与痛苦，求生的本能会促进人们尽力争取生的希望。但是，当卫生资源的供给量小于患者的需求量时，必然有某些患者不能得到需求的满足。此时，医生应选择哪部分患者优先享有有限的卫生资源，而剥夺另一部分人优先享有的权利。

（2）患者生命末期治疗决策中的困境。在临床实践中，有些患者需要借助于机械通气或肾透、化疗、抗生素、人工营养等途径才能维持生命的延续；也有些患者本已失去救治的可能，但其家属或有关人员却强烈要求予以救治。面对这种情况，医生能否撤销或拒绝治疗？为了延长无价值的生命而耗费大量医药资源是现代人难以承受和支持的，消耗国家有限的卫生资源，影响公众的健康利益，与现代生命伦理道德是相背离的。但如果撤销或拒绝治疗，又与传统的医学人道主义或家属的意愿相冲突，并可能把自己带入医疗纠纷之中。在传统伦理与现代伦理、公众利益与患者利益的矛盾中，医生需要做出艰难的抉择。

（3）对无力支付医疗费用者收治与拒收中的困境。从伦理上说，救死扶伤是医生的天职，医生有责任救治每一个求医的患者，无论其经济状况如何。但在医疗实践中，面对无力支付医疗费用而需要立即救治的患者，医生该作何选择？如果拒收患者，那显然与医德要求及有关法律规定相背离；但如果收治，医疗费用将由谁支付？一边是法律的强制，一边是经济的制裁，医生该何去何从？

（二）患者角色

关于患者角色，主要有以下两种基本观点。

1. 帕森斯模式

病人角色是由帕森斯在 1951 年最早提出来的，他认为"病人角色指病人为适应其情境的规范性要求而形成的一些特征性的行为"。按其理解，病人角色应具有以下四个方面的特征：

（1）病人可以从其常态时的社会角色中解脱出来，免去承担其平时要承担一定的社会义务。患者无力完成正常角色和任务的状况就成为合法免于完成社会正常角色任务的基础。免除的范围取决于病患的性质与严重程度。疾病越严重，免除义务的范围就越宽；反之，亦然。

（2）病人对于其陷入疾病状态是没有责任的。处于疾病状态并不是病人所希望的，他们无法履行其社会角色和义务是由客观因素造成的，病人不负有责任。

（3）病人应该力图使自己痊愈。病人应该认识到生病是不符合社会对每个成员的期望的，从社会责任中解脱出来只是暂时的；应该力图重新恢复健康，重新承担其社会角色应尽的社会责任。

（4）病人应该寻求在技术上可靠的帮助，通常应该找医生诊治，并和医生合作。

2. 弗雷德森的病人角色

美国医学社会学家 E·弗雷德森认为，病人角色是医学给某些人帖上的社会标签，医学从事的是"创造出人类所要承担的、称之为患病的那种社会状态"。也就是说，在弗雷德森看来，被赋予病人角色者并非必然是病人，未被赋予病人角色者也未必不是病人，"在一些社会中，一个人可能被贴上病人的标签，而在另一些社会中，具有相同身体状况的人可能不算病人"。医生只是病人角色的"创造者"而不是"立法者"。

帕森斯和弗雷德森的病人角色概念最终未能构建理想的病人角色模式，其根本的原因是他们混淆了"病人角色"与"病人"的概念，把所有病人角色的扮演者都当作了"病人"，而认为所有的病人都要表现出特定的病人角色行为。弗雷德森确立病人角色应从医学和社会学两方面加以考虑，患病成为一种客观存在的社会事实是病人角色的本质。

因此，严格地说，病人角色至少应包括三个要素：其一，有生理或心理异常；其二，得到医学上的确证及医生或公众的认同；其三，有其相应的行为模式。

第一个要素要求病人角色的扮演者必须是病患者；第二个要素说明这种病患者必须得到社会尤其是医生的认可，而不是虚假的病人。这种认可不以患者自我承认为前提，也就是说，不管患者个体是否承认自己有病，只要符合医学上的疾病诊断标准就是真实的患者。第三个要素表明病患者个体必须接受患病的事实，并有特定的病患行为。如果一个人虽然是真实的患者，但出于某些原因不愿承认或不敢面对患病的事实如不愿因疾病而失去目前的工作或权力等，并且没有任何疾病行为表现，那么就不能说该人已进入病人角色。总之，只有满足以上三个要素的病人角色才是真实的病人角色，否则就是虚假的或虚构的病人角色。

四、医患权利与义务

（一）医生的权利与义务

1. 医生的权利

医生的权利是法律、道德赋予给医生社会角色的权利。法律上的权利是指医生依法行医的权力和享受的利益；道德上的权利是指医生道义上应享受的权益和允许行使的权力。概括起来医生的权利有：

（1）独立自主的诊治权。医生的诊治权是法律赋予的，也是医生最基本的权利之一。医生诊治权利的获得，其基本条件是经过正规教育、培训和严格考核及有关部门认定合格。医生的诊治权利具有三个显著特点：第一，行使权力的自主性。医生的诊治权是不受他人的指责和控制，而是出于维护病人的健康和整个社会所赋予的医学目的，而不是出于其他的目的。因此，医生的权力是完全自主的。第二，行使权力的权威性。权威性是由医生职业的严肃性和医术的科学性决定的。病人将疾病的诊治甚至生命委托给医生。医生必须端正态度、认真负责地运用科学理论、知识和技能解除病痛、恢复健康，对涉及法律纠纷的医学问题做出判断等。医疗工作的严肃性和科学性决定了医生工作的权威性，也只有维护其权威性才能保证医疗工作正常进行。第三，行使权力的特殊性。为诊治的需要，医生有权利得到病人的现在病史、既往病史、遗传史、生活方式和个人隐私等信息；医生有宣告病人的死亡权、对病人的隔离权等。除非有可引起怀疑的正当理由，医生有受到足够尊重的权利。这种权利有其特殊性，是其他任何职业所不具有的，是受法律保护的。

（2）医生的特殊干涉权。医生在特定的情况下，限制患者的自主权利，实现疾病的诊治以达到对患者应尽责任的目的，医生的这种特殊权利被称为"医生特殊干涉权"或称家长制式或父权主义（Paternalism）。

医生的特殊干涉权不是任意行使的，只有当患者自主原则与生命原则、有利无害原则、社会公益原则发生矛盾时才能使用这种权利。

特殊干涉权适用范围有：第一，对精神病患者、意志丧失和自杀未遂等患者拒绝治疗时，医生可以行使特殊干涉权，强制治疗或采取措施控制其行为。第二，人体试验性治疗时，虽然患者已知情同意，但对一些高度危险的试验，医生必须以特殊干涉权保护患者利益。第三，患者要求了解自己疾病的真情，但当了解后不利于诊治或产生不良影响时，医生有权暂时隐瞒真相。

（3）医生的工作、学习及获酬的权利。为了不断提高医生的业务水平，保障医疗工作正常进行，医生的工作、学习、生活有受保护的权利，有接受合理报酬的权利，有获得学习、进修、考察、深造的权利。

（4）医生的参与权利。医生有权关心医疗卫生事业的发展，对预防保健、环境保护、精神卫生等方面问题有提出建议和参与实施的权利。医生有权参与国家卫生战略目标、方针、政策的制定和医院管理，并充分发表意见。

2. 医生的义务

（1）医生义务的核心和本质是：医务人员应全心全意为病人的身心健康服务。全心全意为人民服务是各种职业道德的基本原则，也是各种职业道德义务的核心和本质。全心全意为病人身心健康服务体现了医务人员为人民服务的职业特点。广大医务人员应该树立起全心全意为人民身心健康服务的思想，应该以白求恩同志为榜样，努力培养自己的义务感，把为病人身心健康服务看成自己神圣的使命，通过职业服务踏实地去为人民群众的健康事业尽到自己的社会责任。

（2）医生义务的基本内容是：防病治病，救死扶伤，帮助病人解除病痛。这是医务人员全心全意为病人身心健康服务的具体内涵和现实体现。医务人员必须以其所掌握的全部医学知识和诊治手段，尽最大努力为病人进行诊断和治疗，尽可能帮助病人解除躯体的或精神的痛苦，医务人员应对病人的健康极端负责，努力做到防而不病，病而不残，残而不废。

（3）医生义务的特点是：医务人员为病人服务不是以获取或享有某种权利为前提的，相反是以自觉地或多或少地牺牲个人利益为前提。病人的健康利益与医务人员的权利相比，前者是第一位的，后者是第二位的；没有病人健康利益，就没有医务人员的权利。谋求私利，患得患失，为一己的利益而无视病人的痛苦，或把病人的健康和生命当儿戏，都是违背医德的。

现代医学伦理学，除了强调医务人员对病人要尽义务外，还强调医务人员对社会要尽义务。在现代社会中，医学是一种群体性的医疗卫生事业，它要求医务人员不仅要对病人个体的健康利益负责，还必须要对群体的健康利益负责，对人类生存的现状和未来发展的利益负责。因此，医务人员的社会责任日益突出，越来越重要。比如，宣传、普及医学科学知识的义务、计划生育工作的义务、环保义务、发展医学科学技术的义务等，都是每一个医务人员应尽的道德义务。医务人员应该以更高尚的情操，更开阔的胸襟，更广阔的视野，服务于社会，服务于人民。

每一个医务人员在尽自己的医德义务时，还必须明确以下几个问题：

第一，医务人员为病人服务，救死扶伤，绝不是对病人的恩赐。医务人员通过努力，挽救了病人的生命，帮助病人恢复了健康，病人因此可能以种种方式表达对医务人员的感激之情，这是人之常情。但医务人员决不能以恩人自居，更不能利用病人的感激之情，从病人手中谋取私利。

第二，尽医德义务，必须"一视同仁"。"一视同仁"是千百年来历代医家为病人服务的一条最基本的人道主义道德传统。医务人员以任何非医学的理由，拒绝、阻挠、中断对病人的求治，都是不道德的。

第三，要把对病人的义务和对社会的义务统一起来。一般来说，对病人个体尽义务和对社会尽义务是统一的。医务人员为病人治疗，帮助病人恢复健康，本身就是医务人员为社会尽义务的一个方面。但是在一些情况下，维护病人利益也会同维护社会利益发生冲突。譬如，计划生育中个人生育权与控制人口数量的矛盾。医务人员应尽可能协调这类问题，尽可能做到使病人利益与社会利益的统一。当病人利益与社会利益发生根本冲突时，一般来说，病人利益应服从社会利益。

（二）患者的权利与义务

1. 患者的权利

（1）平等享受医疗的权利。人类生存的权利是平等的，因而医疗保健享有权也是平等的。任何患者都享有基本的、合理的诊治、护理的权利和获取健康的权利，而且是平等的。

（2）知情同意的权利。患者对自己所患疾病的性质、严重程度、治疗情况及预后有知悉了解的权利。医生在不损害患者利益和不影响治疗效果的前提下，应提供有关疾病信息，并就诊疗方案去获得患者或家属的同意。患者对医生的治疗手段（包括人体实验）有权知道其作用、成功率，或可能发生的并发症及危险；医生的治疗方案只有在经患者同意后方可实施。患者也有权拒绝一些诊治手段和人体实验或试验性治疗，无论其是否有益于患者。

（3）要求保守个人秘密的权利。患者对于自己生理的、心理的及其他隐私，有权要求医务人员为其保密。病人的身体、肖像、疾病及各项检查报告、资料未经本人同意不能随意公开或使用。

（4）免除一定社会责任的权利。患者生病、住院而获得医疗机构的证明后，有权根据病情的性质、程度和预后情况，暂时或长期的免除兵役、高空或坑道作业，以及其他社会责任，同时有权得到各种相关福利保障。

（5）对医务人员由于过失行为而导致的医疗错误、事故有诉讼和索赔的权利。患者及其家属若有足够理由，有权利对医生的诊治结果提出质疑，有权向卫生行政部门和法律部门提出诉讼。因医务人员过失行为导致的医疗差错、事故，患者及家属有权提出一次性经济赔偿的要求和其他相关要求。

2. 患者的义务

（1）保持和恢复健康的义务。患者生病是不由自主的，但有些疾病与人们的生活方式和生活习惯有密切关系，与忽视自我保健有关。对自身健康不负责任，导致承担社会责任和义务能力的减弱，给社会和家属带来负担，对个人、家庭、单位来说都是损害或损失。因此，人人都有责任选择合理的生活方式，养成良好的生活习惯，保持健康，减少疾病的发生。

（2）积极接受和配合诊治的义务。患者患病有时是没有责任的，但在求医行为发生后，接受不接受、配合不配合诊治都是有责任的。因为个人的健康不单纯是个人的私事，而是与他人、社会有密切关系。如传染病、性病、遗传性疾病等，如不积极接受、配合治疗就会给社会带来影响。因此，患者有责任积极接受并配合医务人员诊治、护理，并文明就医。

（3）尊重医务人员劳动、遵守医院规章制度的义务。医务人员为病人的诊疗付出了辛勤的劳动，病人应当尊重他们的劳动。尊重其劳动，也就是对医务人员的人格要尊重。医患之间的相互尊重、平等和善，是建立良好医患关系的基础，有利于提高诊疗效率。同时，病人有遵守医院规章制度，维护医院正常秩序的义务，应使自身需要与医疗卫生工作协调、统一起来，以保障医疗工作顺利进行。

（4）支持医学科学发展的义务。医学科学的发展、医疗技术的提高，离不开科学研究。人类既是医学科学研究的主体，又是医学研究的客体。医务人员常常需要对一些罕见病、疑难病进行研究。以寻找预防治疗的方法；还有一些疑难症病人生前未能明确诊断，需要进行尸体解剖；此外，新药的使用、新疗法的推广以及医学生的培养，都需要病人的配合。总之，发展医学科学是一项涉及人类长远利益，造福子孙后代的事业，病人有义务支持和促进这项事业的发展。

第三节 医患关系与医患沟通

一、医患沟通的概念

沟通是心灵的交流、情感的交融和知识的互动连续过程。医患关系是围绕人类以健康为目的而建立起来的一种特殊的人际关系。医患沟通，是对医学理解的一种信息传递过程，是为患者的健康需要而进行的，它使医患双方能充分、有效地表达对医疗活动的理解、意愿和要求。良好的医患沟通，有助于医务人员调整自己或患者的医学观念，也有助于医患相互正确理解对方，协调关系，保证医疗活动顺利进行。

二、医患沟通是医患关系建立的基础

医患矛盾的存在，医疗纠纷的发生对建立良好医患关系形成障碍。良好的医患关系是保证医疗服务高质量的基础，而医患沟通是建立和谐关系的前提。

首先，由于社会分工的不同，决定了医疗活动中医生在医学的理解和相关知识的拥有上具有明显的优势。而社会文化背景不同的患者，对医疗活动的理解和医疗服务的需求，存在着差异，这些优势和差异影响了医患沟通。

其次，在诊疗过程中，无论是医生还是患者，都是有着独立人格的社会人，他们之间是平等的，彼此的人格尊严都应受到尊重。医患关系，是一种配合与合作的关系，它建立在患者对医生的信赖和对生命健康的渴望的基础上。只有彼此沟通理解、相互信任，医患双方才能共同参与诊疗活动，共同完成对疾病的诊疗过程；同时对患者一方来说，也便于其对自己医疗活动过程和目的的了解。

最后，构建和谐的医患关系、建设和谐医院关键要在社会、患者及其家属关注和敏感的问题上下工夫。作为医务工作者要充分地认识到患者及家属择医的第一要素是看好病，保证医疗安全和治疗的效果尤为重要，这也是医务工作者和患者及其家属的共同目标。医务人员在病员的治疗全过程中，要重点把好医疗质量关，特别要在医疗安全、服务质量、费用的清算以及病员愈后的情况方面，充分地与患者及其家属进行沟通，使他们认识到医务工作者是在全心全意为患者服务。在治疗该病方面要做些什么样的检查，用什么样的药物，治疗中可能出现的后果，能否达到病员及其家属预想的效果，都要与病员及家属做好沟通。通过医务工作者与病家的有效沟通，建立起相互信任、相互支持的良好医疗环境，这样才能更好地接近、达到医患之间的共同目标；而这也是构建和谐医患关系必不可少的基础。

三、医患交流沟通的意义

医患沟通是为了满足医患关系、医疗目的以及医疗服务情景的需要，是特定的人际交流。

（一）医患沟通是医疗诊断的需要

疾病诊断的前提是对患者疾病起因、发展过程的了解，而病史采集和体格检查就是与患者沟通和交流的过程。这一过程的质量，决定了病史采集的可靠程度和体格检查的可信度，在一定意义上也就决定了疾病诊断正确与否。医患沟通是临床治疗的需要，医疗活动必须由医患双方共同参与完成。服务的有效和高质量，必须建立在良好的医患沟通的基础上。医务人员在进行医疗服务时，应带有鲜明的个人医学体验和认识。有义务将自己对疾病的看法以及治疗中的要求通过语言的形式传输给患者，患者再将对这种医疗信号的理解的心理感受和生理反应反馈给医生。这种传输与反馈，循环贯穿于整个医疗活动中。

（二）医患沟通是医学发展的需要

随着现代医学科技特别是现代医疗仪器工业的高速发展，医疗仪器在医疗活动中的作用越来越大，临床医生对仪器的依赖性也就越来越大，而诊断、治疗的科学分析，逻辑思维和推理及归纳能力相应地却越来越弱。社会—心理—生理医学模式的建立和发展，是医学人文精神的回归，医学的新模式使医患沟通比以往任何时候都显得更加重要。

（三）医患沟通是减少纠纷的需要

相当一部分医患纠纷，不是医疗技术服务的原因引起，而往往是由于医患之间的沟通不畅或是交流质量不高造成的。主要在于患者对医疗服务内容和方式的理解与医护人员不一致，进而信任感下降导致医疗纠纷。医患沟通，既能让医生有效地了解患者的需求，又能让医生对患者进行心理疏导、解惑释疑，使患者忧郁的心情得以宣泄；同时还可以减少医患间不必要的误会。

四、医患沟通的道德规范

研究协调医患关系所遵循的行为准则和要求，是医患关系道德的主要内容。医患关系道德不仅是一种理论，而且是指导医患双方行为的指南，具有很强的实践性。这里着重阐述医患沟通中医者的道德规范，具体如下：

（一）举止端庄，文明礼貌

在医疗活动中，病人对医生首先感受到的是举止风度、语言等外在表现，医生的语言举止常常直接影响病人对医务人员的信赖感和治疗的信心。美好的言谈举止可使病人产生尊敬、信任的情感，增强战胜疾病的信心，这正是现代医学模式所要求的。同时，医生在诊治疾病时，要讲究文明礼貌，要注意语言修养，在称呼、声调、与患者交谈方式等方面都要适时、适度，使病人感到亲切、温暖，切忌简单生硬、恶语伤人。

（二）尊重病人，一视同仁

尊重病人，一视同仁，主要指医生对病人的权益、人格的尊重和关心，并做到平等待人。这是医患道德关系的重要内容。尊重病人主要表现在尊重病人的生命价值。不仅要求尊重病人的个体生命，而且从生命的内、外价值统一来衡量生命的意义。对那些已丧失生命存在意义且不可逆转的病人，医务人员取消其达不到医疗目的的治疗或在病人、家属的要求下终止或撤销其治疗皆是符合医学人道主义的。相反，如不惜代价采取达不到医学目的的治疗和抢救，才是不符合人道主义要求的。应尊重病人的人格，凡病人作为一个人应具有的尊严，都理应得到医务人员的尊重与维护。当代医学人道主义强调对精神病人、残疾病人等人格的尊重，要求医生不能冷嘲热讽或歧视他们。同时强调对一般病人也要同情、关心、爱护和体贴，尊重病人的权利。病人不仅有正常人的权利，而且还有一些特殊的权利。如平等的医疗权利，知情同意的权利，要求保守秘密的权利，因病获得休息和免除社会义务的权利，对医务人员监督的权利等。

一视同仁，是指不论病人的地位高低、权力大小、经济状况好坏、容貌美丑、关系亲疏，是工人农民或是干部知识分子，是城市人或乡村人，都应一视同仁、平等相待。医生对于任何病人的正当愿望和合理要求都应予以尊重，在力所能及的条件下，尽量给予满足。

（三）语言谨慎，保守秘密

医生的语言谨慎主要是指善于运用语言艺术，增强病人与疾病斗争的信心，使其配合治疗，早日康复。因此，医生要善于应用五种语言。

1. 礼貌性语言

如"您"、"请"、"别着急"、"对不起"、"请等一下"、"谢谢"等亲切温和的语调，有助于建立良好的医患关系。

2. 解释、安慰性语言

病人常常会向医生提出许多有关自身健康的问题，或对诊治存在疑惑、焦虑、烦躁等不良情绪，希望得到医生的回答、解释。在不影响医疗保护制度的情况下，医生应向病人做耐心的解释，回答有关问题，并善于理解病人的心理，运用安慰性语言，打消病人的疑虑，使之安心治疗。

3. 鼓励性语言

长期住院的慢性病人，因住院时间长、治疗效果不易明显，因而着急疑虑、甚至信心不足，医生要针对病人心理给予开导，鼓励病人树立战胜疾病的信心。

4. 保护性语言

在诊疗过程中，医生对患有"不治之症"或不良预后的患者，如当他们提出给以知情时，医生要遵守医院保护制度，对那些毫无思想准备的患者不能给以如实回答，以避免恶性刺激。

5. 体态性语言

人具有在接受外来信息时趋向于整体性的特点，即不仅从语言的内容上，同时也从语言的辅助形式（如表情等）中领会的意思。医生在与病人交往中，除注意语言选择外，还要注意自己的面部表情、身段表情和语言表情。如积极乐观的表情，通常会给病人以战胜疾病的信心。医生通过身段表情和手势动作能给病人以积极暗示，也可增强其信心。医生通过语言表情和说话的韵律和语调，可调动病人积极性，使他们以最佳身心状态配合治疗。总之，医生善于运用体态性语言与病人进行人际沟通，对稳定情绪，增强信心，促进病人康复是十分有意义的。

（四）一丝不苟，廉洁奉公

廉洁奉公是指医生要有美德和不以医疗手段谋取个人私利的良好医风。要正确对待患者的酬谢。在治病之前，如医者索要或暗示病人送礼、收"红包"等，无疑会败坏了医务人员崇高的形象，在社会中造成恶劣的影响。

"一丝不苟，尽职尽责"是医生最基本的道德要求。每个医生都要把"救死扶伤"奉为天职，要处处为病人着想，在工作中严肃认真、一丝不苟、准确无误，不放过任何一个症状，不放过任何有利机会。因为医疗职业不同于其他职业，它直接关系到病人的生命安全，涉及千家万户的悲欢离合。所以，当患者处于痛苦、灾难中时，医生要挺身而出，竭诚相待，全力抢救。为了挽救病人的生命，要有一种坚忍不拔的意志和不畏艰难、不辞劳苦、敢冒风险的精神。这既是社会主义人道主义的要求，也是每个医生应该选择的道德行为。

（五）钻研医术、精益求精

和谐医患关系的目的是促使患者早日康复。要使患者早日康复除了医生的医德、医风外，更重要的是还要有精湛的医术。首枚白求恩奖章获得者赵雪芳医生说："光靠热情、笑脸和耐心是救不了病人命的，治病救人最终要靠高度的责任感和精湛的医疗技术。"因此，医生一定要博学多闻，不断吸取新理论、新技术，并将此创造性地运用于医疗卫生实践中，以更好地为患者、为人民服务。随着医学模式的转变，医务工作者还要不断更新知识，拓宽知识面，学习有关的人文科学知识，如心理学、社会学、伦理学、美学、行为科学等，并有机地运用到临床实践中，更好地为促进患者身心健康服务。

（张文英）

医患沟通概述

第五章

医患沟通是医学目的的需要，医学是以人的健康为目的的，是"仁"学，集中体现了真、善、美。医学不仅要始终盯住病魔，更要正视在痛苦中呻吟的人，追求"以人为本"为服务的最高宗旨。医疗服务体现人类对生命的崇高敬意，治愈疾病、保持健康是医学科学发展的目的，也是人类发展的需要。良好的医患沟通保证了医学素材的准确性、可靠性和治疗手段的科学性，是医学科学发展的基本前提；良好的医患关系是保证医疗服务高质量的基础，而医患沟通也是建立良好医患关系的前提。本章从医患沟通的特点、类型、原则与方法等方面，阐述了医患沟通的内涵、意义及要素。

医患沟通是贯穿于整个医疗活动过程中并在较大程度上决定了医院服务质量的特殊的人际交往过程。医患沟通涉及的内容之多，沟通方式之灵活，沟通的效果对服务质量的影响之大，为服务行业所仅见。

第一节　医患沟通与人际沟通

一、医患沟通与人际沟通的共性

人际沟通即人与人之间的信息交流，是人们交往的一种最重要的基本形式，是交往的前提条件，是社会结构的动态有机部分。在医院里，医生与患者、护士与患者和医生与护士间的沟通是特定的相互交流形式，这种特定的互相作用的沟通形式称作医患沟通。二者同为人与人之间的信息之间的交流，有如下的一些共性：

1. 会影响对方

无论是人际沟通还是医患沟通，凡沟通双方都应有沟通的愿望，都必须具备沟通的信息。在沟通中，双方在信息交换的同时必然影响对方，效果未必马上出现但总会出现。例如，医护人员在询问患者病情的时候，当时双方的影响并不明显，后来医护人员根据患者的病情从新调整治疗方案，这时双方的相互影响就十分明显可见了。

2. 有一定目的

人际沟通与医患沟通都有一定的目的。医患沟通始终围绕着患者的健康，其目的很明显是早日使患者恢复健康。人际沟通的目的虽不会都很明显，但都存在一定的目的。

3．有相同的途径

人际沟通与医患沟通有相同的途径。

（1）言语沟通：是信息交流的一个重要方式，主要是指以口头语言交往方式即交谈或称晤谈。交谈前准确地表达和传递信息，是医患间最主要的交往方式；医生询问病情，了解病变，进行治疗及健康指导，一般都是通过交谈来实现的。

（2）非言语沟通：人际交往多数是在非语词形式上发生的。心理学把非语词交往分成四个系统：

① 视——动觉系统（面部表情、手势、身体运动）；

② 超语词——额外语词（音质、语调、速度、咳嗽、哭笑）；

③ 时空维度（准时、迟到、朝向与距离）；

④ 视觉交往（目光接触）。

非言语沟通包括面部表情、体态表情、目光接触、朝向与距离、手势语、副语言等。

4．有制约的因素

人际沟通与医患沟通都存在许多的影响制约的因素。

现实中有许多因素影响制约着我们日常的沟通行为，包括情境因素、沟通双方的生理因素、心理因素、社会因素（身份地位及其之间的关系、是否有他人在场、都是些什么人），还有时间空间的以及当时的境况。

二、医患沟通的特点

1．医护人员与患者的关系

医患沟通中沟通的双方，一方是医护人员一方是病人。在这种特定的相互关系下，作为关系的一方——医护人员在治疗过程中必须满足患者的需要，医护人员是决定这一关系的主要方面，是关系后果的主要承担者；而作为关系的另一方——患者，在这一关系中主要起着合作配合的作用。这种关系是一方依赖另一方的性质，其互相影响的作用是不对等的，患者始终是这一关系的中心。

2．医患沟通的目的

医患沟通比一般的人际沟通的目的更为明确，医患间始终以病人的健康利益为目的，医患间所有的行为都是围绕着这一目的进行的。医患间的活动，一旦超越了这一前提就会让医患关系变成一种不健康的关系。

3．医患沟通的重要性

医患关系是医疗实践活动中最基本的人际关系，这一关系的协调与否直接影响着整个医疗卫生领域实践活动的展开与良性运转。良好的医患沟通，是实现以病人为中心、减轻病人心身痛苦、创造最佳心身状态的需要，是促进医患间理解与支持、提高治疗效果的需要。这无一不体现着医患沟通的重要性。

（1）加强医患沟通，是塑造医院形象的需要。医院尽管拥有许多先进的医疗设备，但在医疗服务过程中，如果缺少为患者提供精神的、文化的、情感的服务，就会影响医院的形象。在医疗服务中良好的人文关怀要通过医务人员进行，加强医患沟通，与患者建立良好的关系，就是塑造医院的形象。

（2）加强医患沟通是患者及家属的需要。我们大都熟悉这样的情景——病人坐下来就诊时，总要把坐椅朝医生的方向挪一挪，向医师靠拢，这当然不会是完全无意识的行为，人际距离也是沟通的手段。靠拢医师，就是感受疾病痛苦的病人对来自医师方面的关切和爱的期盼。医师在与病人的接触中，如何建立合理的距离关系，是医患间真诚沟通的重要方面和手段。患者到医院看病，希望与医务人员进行平等交流，获得尊重，享有充分的知情权利——知道病情是起码的要求。如果对自己的病情不明白，就不容易理解医疗方案，也可能因此而产生矛盾。医务人员如能告之真实病情，更能赢得患者的配合与家属的支持，使治疗取得更好的效果。医生对在用药、检查、改变治疗方案等可能发生的情况，都要根据不同的对象进行有选择的告知，这样既尊重了患者，又拉近了医患关系，更能避免可能发生的矛盾。病人就诊时，特别渴望医护人员的关爱、温馨和体贴，因而对医护人员的语言、表情、动作姿态、行为方式极为关注、敏感。如果医护人员稍有疏忽，就会引起误解，甚至诱发医患纠纷。

某医院有一位医师总是得到病人好评。当有部门向病人调查他为何能得到好评时，许多病人都提到"是一种感觉"、"说不出的感觉"。在请病人举具体的例子时，众多的病人、众多的事例中有一项共同的内容：这位医师在与病床上的病人说话进行诊治时，"他总是弯下腰来，前倾着身子，让人感到亲切、体贴"。这里，这位医生的身体姿势、行为方式就是沟通的媒介，能让病人感受到医者的关爱和体贴。可见，医患沟通是多方面的，随时、随处都在发生和进行着。

（3）加强医患沟通是医务人员进行医疗工作的需要。世界卫生组织一位顾问曾做过一项调查表明：许多病人在诉说症状时都被医生打断过。

在医疗服务工作中，坚持以病人为中心，提供人性化服务，真正做到尊重病人、关爱病人、服务病人，既代表了广大患者的利益，又代表了广大医务工作者的心愿和利益。医务人员加强与患者沟通交流，时时体现对患者细心、耐心、关心和爱心，处处体现对患者的人性化服务，是医疗服务发展的必然趋势，也是医疗服务工作不可缺少的。

有这样一个案例。

某知名医院被病人投诉于媒体，说医师对病人不负责，对人十分冷漠。院方在处理此问题的过程中发现，病人在投诉中反复强调的是："在整个接诊的过程中，医生都没有抬头看过我一眼，居然把处方开出来了"。院方查看病历，发现医师记录了病人的主诉要点，用药非常对症，从诊断病情到开出处方都是正确的，这说明医师是认真负责的。但为什么病人要投诉呢？就是因为医师"看都不看我一眼"。难道"看一看"有这么重要吗？在医疗服务中，"看一看"确实是十分重要的。因为当医师注视着病人时，他的眼神就会向病人传递着同情、温馨和关爱等信息，沟通就这样得以完成。

如将医疗服务的全过程中所有的医患接触都当做真实瞬间来把握，必将收到事半功倍的效果。所谓真实瞬间是指，在特定的时间和特定的地点，服务提供者抓住机遇向顾客提供服务、展示服务质量的时间。在医疗服务过程中，病人主要是通过这些真实瞬间感受医疗质量的好坏。医院的窗口服务、医生诊察、床前交班、查房等，都是医疗服务的真实瞬间。

（4）加强医患沟通是医学科学发展的需要。医学科学是一门实践性强、风险性高的学科。在生命过程和许多疾病中，还有很多没有被人类完全认识，有的虽已认识但没有行之有效的治疗方法。因此，医患双方通过语言进行交流沟通、互相信任就显得十分必要。医务人员只有加强与患者的沟通，充分尊重患者的知情权、选择权，建立良好的医患关系，才能使患者积极支持、配合医疗工作，才能使医务工作者有良好的心态从事医学事业，推动医学科学的发展。

三、医患沟通的类型

根据文化背景与医学模式情况，我国目前医患沟通的现实看有四种不同的类型：一是绝对服从型；二是指导合作型；三是共同参与型，四是消极被动型。

1. 绝对服从型

这是古今中外医患关系沟通最多的一种模式。患者来到医患接受治疗，也心甘情愿服从医护人员的命令，无条件地执行医护人员提出的要求；医护人员则是把自己的意见（包括治疗系统的意见）施加于病人，要求病人服从任何处置与安排。这种医患沟通的类型，决定了在心理上的必然有一方处于主导地位。

2. 指导合作型

这是把病人看做是有意识的人。病人在双方的关系中也是主动的；病人必须执行医护人员的意见，对医护人员提出的种种要求，既不提出问题也不予以争论。这种模式的沟通比前者进了一步，但其实质无根本区别。

3. 共同参与型

这种医患沟通模式的前提要求病人神志清楚、病情较轻，具有一定的文化基础。这种医患沟通模式与前两种有实质上的不同。患者在这种沟通模式中不仅主动配合，还参与主动反映情况，与医护人员共同讨论某些治疗、护理措施的取舍。这种模式是把病人的主动性、病人的意见、病人的感受看成完善治疗和护理工作的一个组成部分。

4. 消极被动型

这种医患沟通模式是指医护人员的消极被动。

第二节 医患沟通与医患心理、行为

一、医务人员心理、行为特点

1977 年 Engel G.L.在《科学》杂志上发表的《需要一种新的医学模式——对生物医学的

挑战》一文，首次提出了生物—心理—社会医学模式，并对此作了强有力的分析和说明，即生物医学模式需要向综合的生物—心理—社会医学模式转变。这种转变并不否定疾病的生物学本质，而是提倡为了全面了解病人和为病人提供真正合理的医疗保健服务。简而言之，强调看病"人"和治病"人"，而非简单地看"病"或治"病"。因此，提高医务人员的心理素养是保证医疗质量的重要条件，这应成为医务人员提高全面素质的必要组成部分。医务人员健康的心理素质具体体现在合理的认知、良好的情绪和适应的行为等三个方面。

1. 合理的认知

作为医务人员，除了具有相当的医学知识技能和更新知识、充实知识的能力之外，还必须具备对病人、疾病和诊疗过程的合理认知能力。医务人员应以病人为本，全面地收集信息，客观地观察、思考和评价医疗工作及医患关系中的各种问题，同时应该合理地评价自我。应避免因认知方面的曲解而引起对医务人员自身情绪和行为方面构成的负面效应，从而影响诊疗工作的正常进行。

2. 良好的情绪

良好的情绪是体现医务人员心理素养的重要方面，它不仅会影响医务人员的工作状态，也会影响医疗工作的全面质量。保持良好的情绪，这对于医务人员并非是一件容易的事情，因为很多来自于内在或外在的因素都可能对医务人员的情绪带来直接或间接的影响。由于医务人员自身也有很复杂的心理活动，他们也生活在现实的社会环境中，也会因工作、生活等多方面的压力而引起情绪方面的反应和波动，但是作为医务人员应具备调整和把握自己情绪状态的能力。医务人员的情绪状态可以成为病人的一种心理支持，也可以给病人的心态带来消极的影响。

3. 适应的行为

医务人员应具有适应的行为模式。所谓医务人员的适应行为，是指医务人员的行为必须适应于自己的职业角色和工作环境的要求，如举止谈吐、外表形象、办事风格、医德医风、良好的人际沟通技巧等。医务人员的行为，是最容易被病人所感受和评价、最能直接体现职业形象的内容。医务人员的行为模式若能与患者的期待和愿望相符合，就能增强医患之间人际吸引力，有利于建立和保持相互之间尊重、融洽和合作的医患关系。

沟通是建立良好医患关系的重要途径。沟通有各种方式，其中交谈是主要形式，而交谈又是建立良好医患关系的必备条件。病人对医生是否满意，并不完全取决于医生所给予治疗方案的优劣，而是多取决于医生是否具有同情心、良好的服务态度和高尚的医德。良好的沟通可使病人感受到重视、亲切、有信任感。

二、患者心理、行为特点

决定患者的心理主要有疾病的困扰，环境的陌生，疾病的预后。

（1）疾病的困扰：常使患者产生焦虑、紧张、忧郁、急燥等不良情绪。

（2）环境的陌生：患者住院后，陌生的环境会使之产生不安、恐惧、猜疑心理。

（3）疾病的预后：患者担心疾病的转归、病程的长短、预后的好坏，容易产生消极心理。

患者的心理特点决定着患者的行为特点。由于疾病的困扰，病人的精神状态（不好的）常常约束着其一举一动。他们在精神和行为上都更依赖身边的人，希望得到更多的关心和帮助。在陌生的医院环境中，大多数病人常常拘谨、不爱说话。

三、医患沟通中的医患双方

医患沟通是围绕着诊治疾病发生的人际沟通。首先，在治疗这个关键点上，病人是弱者和被动方，他们对主导方的医师有一种由衷的依赖，医者的良好形象会使患者有一种靠得住、可依赖的感觉和心态。其次，受疾病折磨而感受痛苦的患者最易产生灰色的不良心境，往往看什么都是阴暗和忧郁的，甚至由此丧失对生活的信心和与疾病斗争的勇气。这时出现在患者面前的医师，若都重视塑造个人形象，人人都精神焕发，光彩靓丽，就会使病人感受到乐观、积极的情绪，产生"生活还是美好的"愉悦心境。患者就可能一扫阴霾情绪，激活机体的免疫系统，调动自身一切能战胜疾病的积极因素，从而主动地配合医师治疗。因此，在医疗服务过程中，医师的个人形象具有较一般人际交往中更为重要的作用和意义。

我们先来看看患者对医护人员的角色期盼：

（1）在执行治疗、护理工作时，技术正确熟练。

（2）有足够的能力执行治疗、护理工作。

（3）能有效地解决病人的问题。

（4）以开朗的态度对待病人及其家属。

（5）对自己的工作十分熟悉，在执行工作时小心谨慎。

（6）能不断学习新知识，以最好的方法治疗、护理病人。

（7）当病人需要时，会立刻给予关心与支持。

（8）能注意病人的身心安全，避免任何意外伤害。

（9）能明确判断病人问题的轻重缓急，并做适当的处理。

（10）具有判断力，当病人的要求合理，而医院未能配合时可反映病人的意见给院方。

（11）经常面带笑容。

（12）当病人心情不好或身体不舒服时，能主动观察出来，并设法减轻病人的不舒服。

（13）能随时诚实而且正确地将病人的治疗情况，报告给相关人员了解。

（14）对病人的问题能耐心倾听，并给予适当的答复。

（15）尊重病人的人格尊严和为人处世原则，不损伤病人的自尊心。

从这里，我们不难看出医护人员在医患沟通中应该扮演怎样的角色，如何塑造医护人员的个人形象，如何去做符合患者需要的医护人员。此外，医护人员还应该注意与患者家属的关系沟通。

如何作好患者家属工作主要有以下几点：

（1）应及时向家属介绍病人的病情诊断及预后，使他们对病人的情况心中有底，便于做好各种安排。如病情较轻，他们可以放心去处理自己的工作；如病情严重，则可早作好意外或不测的准备。

（2）应做好家属的思想工作，使他们对疾病有正确的认识，以便共同稳定病人的情绪，以积极配合治疗护理；对于家庭关系不和的家属，则应提醒他们关心病人的重要性。

（3）对年幼、年老、残疾病人家属，应指导家属协助病人恢复自我照顾的能力，提供恰当的照顾，而不应完全由家属替代病人，以影响病人健康重建。

（4）倾听家属提出的合理要求，主动解答家属的疑点，创造条件和机会满足家属更多的信息要求，减轻家属的心理负担。在友好、信任、和谐的气氛中共同参与病人的护理计划。

第三节　医患沟通的原则与方法

一、医患沟通的环节

1. 住院沟通

病人住进医院，医护人员与病人是陌生人，双方互不认识，需要有一个相互了解的过程。医护人员对病人的了解一般是公开的，了解病人的病情；病人的家庭与身世（包括患者的职业，个人经历等）等。病人对医护人员的了解是通过医护人员的自我介绍和病人的观察与侧面打听。了解内容包括医生、护士的业务水平、脾气性格，甚至个人经历。这种初期的沟通对建立医患间的信任起着重要作用，可以促进患者对住院环境、住院规则的了解，引导患者选择医生护士，促进患者了解自己的病情和诊疗情况，让患者参与健康教育等活动，建立良好的医患关系。

2. 检查沟通

此为指导患者做好检查前的准备工作，目的是增加患者对相关检查的目的和意义的了解。

3. 治疗沟通

此为促进患者了解治疗的目的、积极配合完成相关的治疗工作。治疗沟通处于工作阶段，即医生、护士完成治疗、护理任务，病人接受护理最主要的阶段。此阶段的医患沟通对病人健康恢复关系甚大，必须特别重视。

4. 出院沟通

这时一般是医患关系沟通最融洽、最和谐的阶段，即使那些曾经有过不愉快的护患关系也会在这时表现出比较亲密的一面来。应注意的的是，医护人员和病人在这一阶段都不能因为病情好转或者治疗成功而放松警惕、粗心大意，一些病情出现反复也是由此发生的。这一环节，医护人员的主要工作应放在促进患者了解自己出院时的状况、注意事项和健康教育指导上。

二、医患沟通的原则

建立良好的医患沟通必须有利于病人的健康利益，即把病人的健康利益放在首位，这是社会主义医德基本原则在医患关系沟通上的体现，是在医疗实践中判断是非善恶的根本准则。

1. 尊重原则

尊重患者是进行良好沟通的基础。根据马斯洛的"需求层次论"说，获得尊重、实现自我的良好的人际交往等需求，是人们终身追求的目标和高层次的需求。人与人之间建立良好关系的秘诀就是尊重对方。尊重患者就是尊重对方的权利，维护患者的人格尊严，双方应在人格平等的基础上互相交流；同时，还要包容患者家属的心理、语言、个性、习惯。沟通者不仅要从心理上尊重病人，更要从沟通的过程中表现出对病人的尊重。表达尊重，主要体现在对病人的关注、倾听和适当的共鸣。要站在患者的角度和立场考虑问题，想患者所想、急患者所急，取得患者的信任。

2. 真诚原则

医务人员与患者沟通所表现出的态度是否真诚对患者的影响也很大。在沟通中，态度要诚恳，要真诚地表达对患者的关心，希望为患者寻求最佳的治疗和处理方法。医务人员一定要诚信行医，要站在患者的角度上，考虑治疗的方案，以最小的付出去达到最大的治疗效果。

3. 详尽原则

医务人员在与患者或家属沟通时，要把治疗过程中可能发生的情况，如并发症、药物副作用及医疗措施的局限性和危险性等情况，尽可能详尽地告诉患方，让患方有心理准备，防止因事先告之不详或不予告知，导致治疗过程中出现一些病人不能理解的事而引发医疗纠纷。

三、医患沟通的方法

医患沟通主要有六种方法：预防为主的针对性沟通；交换对象沟通；集体沟通；书面沟通；协调统一沟通；实物对照沟通。

1. 预防为主的针对性沟通

在医疗活动过程中，主动发现可能出现问题的苗头，把这类家属作为沟通的重点对象，与家属预约后根据其具体要求有针对性地沟通。例如，在晨间交班中，除交接医疗工作外，还要把当天值班中发现的家属不满意的苗头作为常规内容进行交班，使下一班医护人员有的放矢地做好沟通工作。

2. 交换对象沟通

在医生与某位患者家属沟通困难时，另换一位医生或主任与患方沟通；当医生不能与某位患者家属沟通时，换一位知识层面高一点的患者家属沟通，让这位家属去说服其他家属。

3．集体沟通

对患有同种疾病较多的患者，医院便召集家属，以举办培训班的形式进行沟通，讲解疾病的起因、治疗及预防知识。这种沟通，不但节约时间，还可促进患者间的相互理解，使患者成为义务宣传员，减少医务人员的工作压力。比如感染消化科的患儿大都来自农村，经济比较困难，加上并发症多，医患沟通不够，医患纠纷极为突出，甚至出现逃费等问题。自从开展了"医患沟通"工作后，科室每周召集家属开一次集体沟通会，对乙脑的诊断、进展、可能发生的后遗症、疗程有多长，可能花多少费用等情况向家属集中讲解，使患者家属做到心中有数，也减轻了医护人员的工作压力，此后几乎再没有出现过欠费。

4．书面沟通

为了弥补语言沟通的不足，医院可实行书面沟通，把一些常规问题印到书面上，便于患儿家属翻阅。例如，新生儿病区因无人陪伴，家属完全不了解病儿的治疗、生活情况，除有限的探视外，医务人员可将宝宝在病区一天的喂养、洗换、护理、治疗等共性情况以及出院随访、喂养护理知识等编成小手册，发给每位入院婴儿的家属，以达到沟通的目的。

5．协调统一沟通

当下级医生对某疾病的解释拿不准时，先请示上级医师，然后按照统一的意见进行沟通；对诊断尚不明确或疾病恶化，医护人员在沟通前要进行内部讨论，统一认识后再由上级医师与家属沟通。

6．实物对照沟通

某些疾病，用口头和书面沟通都困难，可辅之以实物或影视资料沟通。比如，对先心病儿的家属，医生们便用心脏模型结合画图进行讲解，家属就会形象地了解疾病到底出现在哪个部位，如何进行手术修补等。再如，对骨科患者，患者家属不知道小孩骨病在什么位置，骨科医生可拿出人体骨架，用通俗的语言给患者讲解。

此外，还应该注意沟通技巧。在医疗工作中，有的医务人员从未与患者发生矛盾，而有的医务人员却时常与患者发生纠纷。其实这是交往中的语言技巧与心态问题。医患交往中语言技巧非常重要，牵涉医生的基本素质，细心地观察、耐心地倾听、机敏地交谈、热情地鼓励、认真地解释等技巧，在沟通中占有重要的地位。有的患者反映某位医生的话好接受，这就说明交流的技巧——语言中的语调、音量、音频、音质在沟通中发挥了作用。所以光有好的出发点，而没有恰当的方式，往往达不到好的效果。

医患间良好的沟通首先要做到尊重、同情、诚信、耐心。其次应做到：

（1）一个技巧——多听病人或家属说几句，多对病人或家属讲几句。

（2）二个掌握——掌握病情、治疗情况和检查结果；掌握医疗费用使用情况并及时告知。

（3）三个留意——留意对方情绪状态、教育程度及对沟通的感受；留意对方对病情的认知程度和对治疗的期望值；留意自身的情绪反应，学会自我控制。

（4）四个避免——避免强求沟通对象立即接受事实；避免使用刺激对方情绪的语气、语调、语句；避免过多使用对方不能理解的专业术语；避免不顾或压制对方的情绪。

（李浩源）

医务人员服务礼仪

第六章

第一节　服务礼仪概述

一、礼仪概述

（一）礼仪的概念

礼仪是人们与他人交往的程序、方式以及实施交往行为的外在表象方面的规范。在人际交往的过程中，人们总是希望得到交往对象的尊重和友好的对待，这就是交往中的礼貌行为。礼貌行为是文明行为的基本内容，它要求诚恳、谦恭、和善，有分寸。具体表现为：遵守秩序，言而有信，尊老敬贤，待人和气，仪表端庄，讲究卫生等。礼节是社交场合表示尊敬和友好的惯用形式，是礼貌在语言、行为、仪态上的具体规定。礼仪通常是指在比较隆重的场合，为表示对客人的尊敬和友好，而根据某些惯例举行的礼宾仪式。后来这些惯例不仅指"仪式"，又引申为广义的礼仪概念，即在社会生活中，由风俗习惯形成的，并为大家共同遵守的道德准则、行为规范、礼节仪式、规章典制等。社交礼仪，是指在社会交际中，为了表示对他人的尊敬和友好，在言谈、举止、仪表等方面遵守大家普遍认同、接受的礼仪规范。

（二）社交礼仪的原则

社交礼仪的原则是处理人际关系的出发点和指导原则，在人际交往中起着协调关系和加强沟通的作用。

1. 尊重的原则

人际交往活动中首先必须尊重对方的人格尊严。首先，尊重是礼仪的情感基础，人与人之间彼此尊重，才能保持和谐愉快的人际关系。在人际交往中讲究礼貌，是为了表达对别人的尊重。实际上，尊重是相互的，你尊重别人，才能赢得别人的尊重；你不尊重别人，那你难以被对方尊重。其次，尊重对方的隐私，在交谈中应回避涉及个人隐私的一切话题。在医患交往的过程中，注重保护每位患者的隐私是医务人员的重要职业操守规范。最后，尊重一些特定的风俗习惯，使对方能够体悟到你的细致周到和体贴温馨。

2. 自律原则

礼仪规范是为维护社会生活的稳定而形成和存在的，它反映了人们的共同利益要求。社会上每个成员都应当自觉遵照执行，谁违背了礼仪规范，就会受到社会舆论的谴责。掌握了礼仪规范，就应在心目中树立起道德信念和行为准则，并在交往实践中自觉约束自己的行为，在交往中自觉按礼仪规范去做。

3. 宽容的原则

宽容，就是宽宏大量，能容人，能原谅别人的过失。每个人都要学会换位思考，学会推己及人，设身处地地多为对方着想，严于律已、宽以待人，树立容纳他人的意识。宽容别人，就是在与人交往的过程中，无论是出现意见分歧、对立抑或对方伤了你的自尊心，侵犯了你的利益，都要以宽大的胸怀容人。不能宽容他人的人，通常都会得理不让人，对无理或失礼者穷追不舍，逼人至窘境。这样会使对方产生强烈的逆反心理，不仅不会承认自己有错，反而容易产生对抗。当然，宽容决不等于纵容，不是放弃原则一味地姑息迁就，不是做无原则的"老好人"。

4. 适度的原则

人际交往中要注意各种情况下的社交距离，也就是要把握在特定环境中人们彼此之间的情感尺度。人与人交往的时候不能冷若冰霜，也不能过于热情；过分的热情容易让人产生反感、疑惧心理，使别人陷于难堪、尴尬的境地，并可能觉得你很虚假。所以，我们要掌握一定的尺度，注意在待人接物时流露出发自内心的真诚与热情，即要做到热情有度。人与人之间的交际，需要热情地给予和付出，也需要很好地把握交际的距离。真正待人有方的人，总会不失时机地为自己与别人保持一定距离。因此，在人际交往中，巧妙适度地把握空间距离，往往能起到神奇的效用。

（三）礼仪的基本内容

礼仪的基本内容是礼貌，这是文明交往的起码要求。礼貌、礼节、礼仪三者之间有一定区别。礼貌一般是指在私人的一般场合的交往中的个别行为，礼仪则是指在特定的或较隆重的社会交往中自始至终以一定程序或方式表现的完整行为，礼节是外在的、形式化的规定。

虽然礼貌、礼仪、礼节有一定的区别，但三者是相互紧密地联系在一起的。礼貌更多的是个人的修养，是礼仪的基本内容，一个缺少基本礼貌的人是无法称得上是遵守礼仪的。礼节则是礼仪的表现形式。在特定的场合，礼仪需要必要的形式来表达（也就是礼节）。没有内在的、发自心底的、自愿的，只是刻板的符合某种规定或形式的要求，也不是真正符合礼仪的行为；真正的礼仪行为应该是个人内在的礼貌修养在特定场合下以特定的形式表达的持续的、规范化的行为，是内在修养和外在形式的统一。

二、礼仪的分类及表现形式

（一）礼仪的分类

礼仪既然是社会交往中表示尊重和友好的行为规范，那么凡是在人们交往的时候就一定有礼仪在其中。人们的社会交往行为是复杂多样的，为了便于认识与学习，我们可以根据不同性质的交往区分各种礼仪。如根据行业的不同，可以分为医院礼仪，学校礼仪，酒店礼仪，商业礼仪等；如以交往的程序和过程来划分，可以分为欢迎礼仪，交谈礼仪，宴请礼仪，送客礼仪等；如从行为主体来分，又可以分为个人礼仪，家庭礼仪，团体礼仪等。

不同的社会交往要求不同类型的礼仪行为，不同种类的礼仪行为不能相互混淆；同时，人们也不能不顾自身的特点照搬一般的礼仪。例如同样是服务行业，商业与医院在服务过程中就有很大差异。有的医院照搬酒店服务员端托盘的方法培训护士，实际上忽略了医院服务自身的特点，显得不伦不类。再比如，有家医院规定见面必须说"你好"，医生查房的时候应与患者打招呼。实际情况是，当医生问候患者时，患者的表情则是满脸痛苦——"我不好，我好就不到医院了"，这反倒使医生很尴尬。医患之间第一次接触，医务工作者表现出应有的适度的关切、礼貌、热情即可，过度的寒暄容易使病人产生医生忽视患者病情的印象。

（二）礼仪的表现形式

礼仪既然是交往中的程序和规范，那它总得通过一定的形式来实现；离开了特定的形式，礼仪是无法表现的，尊重和友好也不可能实现。礼仪的表现形式是丰富多彩、层出不穷的，不同的形式表现不同的礼仪内涵。

由于地域、民族、国家的不同，礼仪也有不同的表现形式。同样是见面时表示友好，日本人鞠躬，阿拉伯人是拥抱，欧美人则是握手。因为礼仪作为一种文化现象，是各民族长期发展积淀的结果，民族习俗不同，历史发展进程不同，必然形成礼仪表现形式的差异。

同一国家和民族的礼仪在不同的时代也会有很大的不同，在长期的发展过程中，文化观念、道德理念、价值判断的演变也必然会影响到礼仪的表示形式。例如，对年轻女子称呼"小姐"，在过去这是对未婚女子的称呼，有尊敬的含义；新中国成立后尤其是经过了"文革"，这个称呼在人们的日常生活中消失了；改革开放以来，"小姐"这个称谓再次回到我们的生活中已经发生了很大的变化，以致于有的女士内心反感别人用"小姐"称呼自己。"小姐"这个称呼所指人群的变化，说明随着时代的变化发展，人类社会礼仪表现形式也不断发生着变化。

三、服务礼仪

服务礼仪通常指的是，服务人员在工作岗位上通过言谈、举止、行为等对客户表示尊重和友好的行为规范和惯例。简单地说，就是服务人员在工作场合适用的礼仪规范和工作艺术。

服务礼仪主要指服务人员在自己的工作岗位上所应当严格遵守的行为规范。服务礼仪是体现服务的具体过程和手段，使无形的服务有形化、规范化、系统化。有形、规范、系统的服务礼仪，有助于树立服务人员和企业良好的形象，更有助于建立受客户欢迎的服务规范和服务技巧，能让服务人员在和客户交往中赢得理解、好感和信任。

服务礼仪的实际内涵是指服务人员在自己的工作岗位上为服务对象提供服务的标准的、规范性的做法。服务礼仪主要以服务人员的仪容规范、仪态规范、服饰规范、语言规范和岗位规范为基本内容。

（一）服务礼仪的一般要求

热心本职工作，这是服务人员的最基本的素质要求。它包括：正确认识和理解本行业的工作意义；不断提高和增强专业技能水平；在工作中保持饱满振奋的精神状态；体态标准、仪态整洁；在坐立行走、举手投足时均应按照体态的标准严格要求自己。

（二）服务人员的岗位规范

主要是指服务人员在面对服务对象时，应遵守以文明服务为基本目的的各项有关服务标准和服务要求，服务人员的岗位规范主要由服务态度、服务知识、服务技能等组成。

（三）服务礼仪的语言规范

服务行业的文明用语主要是指在服务过程中表示服务人员自谦、尊重之意的一些约定俗成及其特定的表达方式。其主要特征是主动性、关切、热情；必须以热情的态度对待服务对象，尤其当面对比较敏感、挑剔或有较多问题的服务对象时，注意一定要保持耐心、冷静，进行必要的说明解释工作，以获得对方的谅解与配合，同时注意应对技巧，使谈话内容限定在主要问题上，以提高服务效率。

第二节　医务人员的服务礼仪

礼仪和礼貌修养是指一个人在待人接物方面的素质和能力。医务人员的礼仪、礼貌、修养是做好医疗工作的基础和前提，主要反映在气质、风度、修养、仪表、姿态、举止、服饰、语言等方面。构成医护人员的礼仪的三大要素主要包括：仪表礼仪，服饰礼仪，行为礼仪等。

一、医务人员的仪表礼仪

仪表是指人的外表姿容，包括人们的穿着、仪容、姿态和举止。仪态是人际交往给人留下的第一印象。美的仪表通常给人以亲切、端庄、文明的印象。在仪表礼仪中，仪容是重中之重。对个人仪容的要求是仪容美。它主要包括：

（1）仪容的自然美。它是指仪容的整洁清爽，给人良好的第一印象；

（2）仪容的修饰美。它是指依据审美规范与个人条件，对仪容进行必要、适度的修饰，扬长避短，打造出美好的个人形象；

（3）仪容的内在美。这是指通过努力学习，不断提高个人的文化素养、艺术气质、审美修养和思想道德水准，培养出高雅的气质与美好的内涵，使自己秀外慧中，表里如一。

着装是指服装的穿着。从本质上讲，着装与穿衣并非是一回事。在某种程度上，着装体现了一个民族的习俗和社会风尚，也反映了一个人的个性、爱好、职业、文化素养和审美意识；为此，它要求与工作环境、生活环境和谐统一。作为医护人员来说，白色的工作服体现了医护人员的职业特点，穿着时应保持洁净、平整。医护人员着装要求是：领口、衣服下摆要熨平，内衣颜色要与白大褂协调，鞋袜要干净，头发长度适中。

仪容主要是指一个人的容貌。医务人员的仪容应是自然、大方、整洁、雅净、健美。医务人员保持仪容美，首先要对仪容进行必要的整理修饰。修饰仪容原则是：美观，整洁，卫生，得体。因此需要医务人员坚持不懈地、适度进行仪容的修饰工作。

具体讲，在以下几个方面应加以注意：

1. 头　发

头发的修饰应注意以下问题：

（1）干净整洁：头发对人能够起到美观装饰作用。医务人员应当自觉进行日常护理，保持仪容整洁，使之整齐、清爽，绝不可蓬头垢面；应将头发梳理得井然有序，使之保持干净整洁，做到无异味、无异物，梳理整齐不外露。因此，医护人员应勤于洗发、理发，戴好工作帽。

（2）长短适中：尽管一个人头发的长短当属个人喜好，不可强求一律，但从礼仪和审美的角度看，从医务工作的职业特殊性来看，不可一味地追求时尚以及张扬个性。医务人员的头发应综合考虑职业因素、性别因素、身高因素、年龄因素等。一般来说，考虑医务人员的工作需要，通常要求女性医务人员的头发不能外露于帽子之外，不宜披头散发；男性医务人员不能留长发。上岗医护人员原则上尽量少佩戴发饰，发网和固定发夹应与头发颜色相似，所用的白色或浅色燕帽的发夹应为白色。

（3）发型得体：发型，即头发的整体造型。选择发型，除适当兼顾个人喜爱之外，最重要的是要考虑到个人条件与工作场所。医护人员在工作岗位上，短发长度以前发齐眉（不超过眉毛），后发不过肩（以齐耳垂下沿为好）；过肩长发须用发网或发夹固定于脑后。

（4）美发自然：人们在修饰头发时，往往会有意识地运用技术手段对其进行美化，这就是美发。它要求美观大方、清新自然，不宜过于雕琢。

2. 眼　睛

眼睛是人际交往中被他人注视最多的地方，也是修饰面容时的重要之处，医务人员对眼部的修饰应格外重视。保洁是眼部修饰的基础性工作，它首先清除眼睛的分泌物，如果眼睛患有传染病，则应及时治疗，同时自觉减少、回避社交活动。若感到自己的眉形刻板或不雅观，可进行必要的修饰，不提倡"一成不变"的文眉，也不提倡过度拔眉、剃眉。佩戴眼镜不只是要美观、舒适、方便就行，还应及时对眼镜进行揩拭和清洗。在工作场合或社交场合，按惯例不能戴太阳镜，免得让人产生"不识庐山真面目"的心理，给人以拒人千里之外的冷漠疏远的感觉。

3. 面　部

坚持个人清洁卫生。面部皮肤经常暴露在外面，加上医务人员的工作环境，外界中空气和灰尘、细菌容易附着在面部皮肤的表面。面部整洁对医务人员来说就显得极为重要。正确的洁面除了保持面部皮肤的清洁卫生之外，还可以去除老化细胞，刺激皮肤新陈代谢和面部穴位，促进面部皮肤红润、光泽。洁面最好选用清洁的流动水，应选择水温与体温接近的温热水，早晚各一次。洁面时还应注意对耳部、鼻部细节的清洁，清除耳垢；男性医务人员在必要时应对耳毛、鼻毛进行修剪。洁面后应对皮肤适度保养，防止皮肤干燥和粗糙。

口腔和手部卫生。首先，医务人员应坚持口腔卫生，不要让异物堵塞在齿缝间。其次，注意保持口腔清洁，消除口腔异味，避免食用大蒜等辛辣食品，避免与患者近距离接触时产生不适感。再次，保持仪容卫生，在日常生活中注意健康，防治疾病，特别是要经常洗手；因为在每个人身上，手与外界进行直接接触最多，也就最容易受到污染，所以必须勤洗手。洗手不仅仅限于饭前便后，而且是在各种场合都要净手消毒，这一点对医务人员尤为重要。最后，医务工作者要经常修剪手指甲，不准留长指甲。因为留长指甲既不符合医务工作者的身份，并且还容易藏污纳垢，给人一种不卫生的印象。医务人员整理修饰仪容时，应坚持修饰避人的原则，做到自尊、自爱。

二、医务人员的服饰礼仪

服饰是社会文明的产物，它包括服装和饰品。服饰美是人体美的延伸，它使人体更富于变化，强化了人体的美感。在不同时期、不同地点、不同场合有不同的服饰要求，不同的人也有不同的服饰观念。服饰作为一种礼仪符号，可促使人们友好相处。在社交场合，服饰在某种意义上时时刻刻都在向交往对象传递着各种信息。美国心理学家彼德·罗福提出：一个人的服饰并不是只表露了他的情感，而且还显示着他的智慧。一个人的衣着习惯，往往折射出一个人的人生态度和人生观。

医务人员的服饰反映出个人的素质和修养，同时也代表了医疗机构的形象。随着医学及与医学相关的边缘科学的发展以及研究的深入，人们注意到医务人员的服饰会在一定程度上影响患者的情绪，甚至对疾病的治疗产生影响。因此，医院和医务人员应重视服饰问题，重视服饰文化与服饰礼仪；应着装得体，以树立良好的个体与整体形象。

1. 职业服饰

在我国绝大多数的医疗机构中，白大褂是医务人员唯一的职业服饰。但在西方发达国家中，医务人员还可以穿西装、蓝大褂、绿大褂等。总体来说，医务人员的服装应给病人以美感，不仅为病人带来视觉上的愉悦和美的享受，而且能拉近与患者的距离，促进医护人员与患者的交流与沟通，使病人接受医护人员的建议与要求，使治疗获得事半功倍的效果。医护人员的着装，给人的美感主要是形式美、色彩美、曲线美。医护人员的服装一般以纯白色为主，它给人一种圣洁、庄重、真诚、高尚的感觉。医护人员应避免选择质地轻薄、颜色杂乱的服饰，宜选择质地应比较厚重，以给人以沉稳干练的信赖感；服装的扣子宜稍大一点，服装设计的线条平直、简洁、明快，给人以干练、大方的印象。女性服装可体现女性体型特征，适当展示女性形体的曲线美，给人以恬静、温柔、舒适、端庄的感觉。

2. 非职业服饰

医务人员的非职业服饰是指在工作场合以外的着装。一般来说，医务人员的非职业服饰可分为社交服饰与休闲服饰。社交服饰着装要符合环境要求，合乎礼仪规范；而休闲服饰则可以体现自然、随意、宽松休闲的特点，适宜旅行、健身。无论社交服饰或休闲服饰，医务人员均应时时处处注意和维护自身的形象，过于前卫、大胆、暴露的服饰是不适合的。医务人员应用简洁、得体、大方的服饰塑造自己的良好形象。

三、医务人员的行为礼仪

礼仪举止，指人们的动作姿态和由动作姿态表现出来的内在修养与素质。举止是一种无声的语言。举止得体与否，直接反映出人的内在素养；举止的规范，直接影响他人的印象和评价。可以说，举止就像一面折射镜，使人既可见其表面的庄重干练，又可察其内在的涵养与素质。举止得体，是医务人员在行走、站立和就座时身体应保持的礼貌礼节要求。

举止礼仪的内容包括：

1. 眼　睛

眼睛是人体传递信息最有效的器官。在医患沟通交流的过程中，目光正视对方的两眼与嘴部的三角区，以示对对方的尊重；凝视时间不宜过长，否则给人紧张、难堪的逼迫感。在表达问候、征求意见时，保持目光的从容沉稳，可以适当停留一些时间，切忌迅速移开，不要给人留下冷漠、傲慢的印象。

2. 微　笑

微笑是自信的象征。微笑不仅是礼仪修养的充分展现，而且是心理健康的标志，保持微笑几乎是各种服务业最基本的职业要求。面对正在被病痛苦苦折磨的病人，面带饱含着关切与同情的微笑的医务工作者，既体现出充满自信的敬业乐业心态，也容易激发患者的信任感，给患者创造融洽的沟通气氛，缩短医患之间的心理距离；同时有助于增强对医务工作者医德技能的信赖感，给接受者以心理和精神的享受，激发患者与疾病作斗争的信心，从而更加积极地配合治疗。

3. 手　势

手势是人体中最灵活、最富于表现力的部位，手势也是体态语言中最丰富、最富于表现力的举止。古罗马政治家西塞罗曾说："一切心理活动都伴有指手画脚等动作，手势恰如人体的一种语言，这种语言甚至连野蛮人都能理解。"手势语在伴随口语发挥作用时，可以使感情表达更为强烈，对事物的描摹更为准确、生动，指示借代意味更为明确；同时，手势语也可以在某些场合代替有声语言发挥交际作用，独立表达感情、意愿和要求。在医患交际中，手势语作为体态语的重要组成部分，发挥着积极的辅助作用。

医务人员常见的手势有垂放、背手、持物等。

医务人员持物手势主要有端盘治疗、持病例夹、持交班本等。端盘治疗时：双手握住盘的两侧，张指托盘，双肘靠近腰部，前臂与上臂成 90°，重心保持与上臂一致，取放物品、

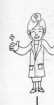

行进平稳，不触及医务人员服装，开门时不用脚踹门，而应用肩部轻轻将门推开。持病例夹：用手掌握住病例夹边缘中部，放在前臂内侧，持物手靠近腰部，挺胸收腹，持病例夹力度适中，不随意晃动身体。持交班本：交班时，使手臂成 90°，左手掌托住，右手扶持，身体挺直。

医务人员在运用手势语时要注意掌握动作幅度和频率适中，在进行医疗服务过程中，如果手势动作幅度过大、手势过于频繁，就会影响有声语言的表达效果。手势语口头语要内容一致，以便于患者理解为宜，不要过于刻意追求手势语表情达意的效果。

禁忌的手势：遇到患者一般不要主动握手；患者主动伸手出来时应略微前伸，轻握患者手指，不可过于用力，时间应短，保持适当的距离，不要过于接近。在患者面前，医务人员的举止要有所约束，不可过于随意，在患者面前打喷嚏、打哈欠、挖耳鼻、剔牙齿、打饱嗝、抓头皮、抓痒等一些不卫生、不文明的手势，都应引起医务人员的重视。

4. 站 姿

站姿是指人在站立时所呈现的姿态，是人的最基本的姿势，通常它是一种静态姿势。医务人员的站姿应显示出医务人员的挺拔、稳重、端庄和素养。

医护人员的基本站姿要求：身体要端正，挺胸、收腹，目视前方，双手自然下垂，或相握于腹前，双腿并拢或腿跟并拢而脚尖略微分开，头、颈部与腰部保持直线；站立时，可以将重心置于一脚上，即一腿伸直，另一条腿略前伸或弯曲，双腿一直一斜；或双脚脚跟并拢，脚尖分开，脚尖之间大致相距 10 cm，张角为 45°，呈现 V 字形。

禁忌的站姿：不要将手插在腰间、背在身后或抱在胸前，不能身体歪斜站立或斜倚门框、楼梯、墙壁、柜台等处；手脚随意乱动，身体随意抖动，无精打采都是不可取的。医务人员应时刻注意站立服务的姿势，挺胸收腹，精神饱满，给人以矫健、大方、优美的感受。

5. 坐 姿

坐姿是人在就座后呈现出的姿势，也是一种静态姿势。正确的坐姿应兼顾角度、深度、舒展度三个方面。角度是指坐定后上身与大腿、大腿与小腿形成的角度；深度是指坐下时臀部与座位接触面积的多少，由此有深坐与浅坐之分；舒展度是指入座前后手、腿、脚的舒展、活动程度。

坐姿要求：就座的姿势应注意选择入座方位，无论从正面、侧面还是背面走向座位，通常采取"左进左出"的方式；落座无声，就座过程中，不管是移动座位还是放下身体、调整坐姿，都应保持安静，不要弄出嘈杂、刺耳的声响。

禁忌的坐姿：在就座以后身体各部分不能呈侧势，如身体各部分所呈侧势就不符合礼仪要求。

（1）头部：仰头靠在座位背上，或是低头注视地面左顾右盼，闭目养神，摇头晃脑；上身前倾、后仰，歪向一侧，或是趴向前方、两侧等。

（2）手部：双手端臂，双手抱于脑后，双手四处摸碰、随意敲打，或将肘部支撑在桌上，或双手置于其下，或双手夹在大腿中间；双腿敞开过大，在尊长面前高跷二郎腿，即将一条小腿交叉叠放于另一条大腿上；或两腿直伸开，反复抖动不止；或骑在座位上，或把腿架在其他高处等。

（3）脚部：将脚抬得过高，以脚尖指向他人；或是让对方看到鞋底，跷到自己或他人的座位上，以脚踩踏其他物体，两脚脚跟着地，脚尖朝上，摇荡抖动不止等。

6. 行　姿

行姿，亦称走姿，是指人在行走的过程中所呈现出来的姿势。与其他姿势所不同的是，它自始至终都处于动态中，体现的是人类的动态之美和精神风貌。凡是协调稳健、轻松敏捷的步态都会给人以美感。从总体上讲，行姿是人的全身性的活动，但是其重点则在行进中的脚步之上，行姿也叫做步态。对行姿总的要求是：步姿轻松、矫健，步态优雅、匀称，步速适中，稳重大方。

医务人员行走时应精神饱满，脚尖向正前方，脚跟先着地，收腹立腰，两眼平视，双肩放平微微后展，脚步轻快稳健，两臂自然均匀摆动，昂首挺胸，面容平和自然，身体重心不偏不倚，脚步轻快稳健，这样的走姿显得端庄、自然、自信、有朝气。行走速度快慢适当，在抢救患者需快走时，注意上身平衡，步履快而有序，忙而不乱，给患者以安全感、亲切感。

禁忌的走势：走路时东摇西晃，方向不明，忽左忽右；步伐忽快忽慢，瞻前顾后，行走时用力过猛，声响大作；勾肩搭背，嬉戏打闹，大声说笑。

第三节　患者就医心理与服务礼仪

一、患者就医心理

随着医学模式从生物医学向生物—心理—社会医学模式的转变，心理因素在发病和治疗过程中的作用越来越受到医学界的重视。医学的服务对象是人，是个性鲜明、思维活跃，有血有肉、情感世界丰富的社会个体。随着现代社会生活节奏的加快，人们疾病谱的变化趋势是心理疾患在人类心身疾病中的比例大大上升。健康的心理情绪有利于保健和疾病的恢复，而消极、恶劣的负面情绪则影响疾病的治愈康复。探讨医疗服务与病人的心理反应，以帮助医护人员在治疗过程中采取相应的措施，对患者疾病的康复有着积极作用。在这种形势下，重视患者心理，对疾病的治疗、好转以及康复的影响就成了现代医学模式下亟须解决的重大问题。

现代医学认为，心理与生理活动是人的互为作用又互有因果联系的两大系统。心理作用于生理，可影响身体健康，甚至导致身体患病；反过来说，生理系统失去平衡，生理功能受到限制和损害，又可对人的心理机制产生影响，可能引发人的心理活动产生变态和异常。对患者来说，在患病后可能会产生各种不同的心理活动，这些心理活动又可能轻重不等、程度不一地出现在疾病的各个阶段中。疾病影响着患者的心理，而患者的反应又可能积极或消极地影响着疾病的治疗。临床医护人员应该时刻记住患者是有心理活动的，时刻考虑到心理活动对于疾病和治疗的影响，经常分析心理因素在错综复杂的临床表现中所起的作用，注意调动患者积极的心理因素，促使病情向有利的方向发展。

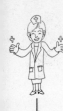

下面我们将患者的不同诊治过程、不同疾病、不同年龄期的心理状态分别进行讨论。

（一）不同诊治过程中的患者心理

1. 候诊时的患者心理

当患者来到医院挂号后，对医院环境的心理适应过程中，产生的变化主要表现在"急"、"快"两个字上。"急"是心情急躁、焦虑不安，想立即得到一位经验丰富、医德高尚的医生的诊治；"快"是希望候诊的时间越短越好，早看医生、早离开医院。对候诊环境的不适应，周围都是等候就诊的患者，可能存在的环境喧哗，这种种因素均可能加剧这样的心理变化。尤其是首次就医的患者，初入医院的孤独、无助感，环境的陌生感，对疾病的焦虑感，都会更加刺激其"急"、"快"心理的加重。

2. 就诊时患者心理

患者经过候诊后，按顺序被叫到医生处看病。此时患者心情比较紧张，有一定的思想顾虑，担心不能把自己的病情说清楚，影响医生对病情的诊治；当涉及某些隐私时，则对如何介绍病因、病程的把握心中无数。在门诊就诊后，患者还希望能有一个明确的诊断结论，一旦遇到自己不明确的诊断结论，心情大多会比较紧张。对待接诊医生，患者常出现的心理是希望碰到经验老到、医术精湛的医生，因此多希望找年资高的医生看病。女性患者往往倾向于由女医生接诊。

3. 住院时患者心理

患者住进医院，打乱了以往的生活规律，在新的环境中他们会产生各种不适应。比如：

（1）不适应独立生活。儿童患者减少了父母的生活照料；老年患者离开了妻儿子女，女患者缺少亲人的体贴关心。尽管医院有医生护士的关心，但毕竟不如在家里那样随意和舒适。

（2）不适应医院的特殊氛围。医院里的消毒水味、同室病友的体味、就餐时段与非就餐时段的各种食品气味混杂，对患者来说，必然有一个适应过程。

（3）不适应医院的饮食条件。由于患者的民族、籍贯、生活方式与饮食习惯的差异较大，往往对有种种限制的治疗饮食难以适应。

（4）不适应医院的睡眠环境。有的患者换了住所，换了床铺，都会引起失眠。病房里人来人往，走动频繁，由于个人作息时间的差异，可能使患者生活规律打乱，作息时间改变，影响睡眠质量。

（5）不习惯医院的称呼。医院里的称呼如不注意考虑患者心理，常使患者产生不快，如以病床号代替姓名等，一些社会地位较高、社会适应较差的患者往往产生心理落差。

（6）不适应受人摆布。患者来到医院，常要听医生护士的指令性语言。如医务人员的指令性语言口气、态度，或者稍快一点的语速，都可能使自尊心较强的患者难以接受。

4. 出院时患者心理

由于患者的出院情况不一，故其出院心理也不尽相同。有的患者逐渐恢复健康或痊愈出院时，心里会经过一个由紧张、害怕到心情释然的过程；他会对生活充满新的期盼与渴望，并随着自身身体状况的好转增强自信心。有的出院患者在出院时，想了解与自己疾病预防、控制的相关知识，并且希望与医生护士保持联系，以防万一。

有的患者并非是疾病完全康复，只是治疗的疗程的结束。这类患者出院时的心态并不轻松，由于出院就意味着阶段性治疗过程的结束，故其心理状态与住院患者没有太大区别。

有的患者是在医院治愈无望的情况下离开医院的。这类患者出院时的心理活动常常表现为失望、无奈、期盼的复杂心理交织。他们无奈于现代医学发展的局限，只能寄希望于医学发展的飞跃进步，期盼奇迹的发生。

（二）不同年龄、性别患者的心理

1. 儿童患者心理

儿童患者的一般心理特征为：病情急，疾病变化快，在语言上难以进行准确的自我表述。儿童患者注意力转移较快，情感控制能力低，对亲人的依赖感强，尤其对父母亲人有着强烈的依恋心理。其表现为：对疾病的疼痛耐受力弱，对使用医疗器械设施设备的敏感度高，有过就诊、打针、吃药体验的儿童，对医务人员、对药品、对医疗设施设备尤其对针管常有难以控制的紧张或恐惧；复诊时，这种恐惧心理加剧。独生子女儿童、城市家庭儿童与多子女家庭、农村家庭的儿童在心理有所不同。由于家庭中同龄玩伴少，与社会接触面狭窄，不少独生女儿童有内向、孤僻、依赖心理强、不合群等性格心理特点。不同年龄的儿童个性差异大，其心理也很不相同。

2. 青年患者心理

青年人的需要和愿望是多方面的。青年是人生朝气蓬勃的时期，对未来充满憧憬，求学、求职、求婚是青年生活中的重大要求，健康的体魄是实现各种人生理想的基础。青年患者在知道患有严重疾病时，往往感到震惊，难于接受患病事实；大多数青年患者会经历明显否认或逃避现实的心理阶段，不相信医生的诊断。

青年人容易兴奋、激动，也容易因遭受意外、挫折而产生悲观、失落的心理，甚至产生一些极端的攻击性行为。青年人自主性和自尊心强，一旦发现有病，往往自我感觉异常敏感；在得知自己得了病尤其是在自觉症状较重，影响正常生活和学习时，易导致严重的精神紧张和焦虑，甚至在思想和行为上走向极端，失去理智，产生自杀念头。病情稍有好转，又容易盲目乐观，拒绝接受医务人员的治疗要求。

3. 中年患者心理

中年人是人生历程中的收获时期，是社会的中坚力量，多数人对社会的贡献是在这个时期完成的。中年时期是家庭和事业发展的高峰期，一般具有子女、父母、丈夫、妻子等多种角色，对社会和家庭有较强的责任意识。

中年人遇到的人生挫折较多，经常处于既要表达个人情感，又必须适当抑制的矛盾状态，故非常容易得病。中年人患病后，突出的心理矛盾焦点是工作、家庭与治病的关系。由于他们正处于事业高峰期，年富力强，各种机遇稍纵即逝，所以他们不愿为治病而耽误时间。在家庭中，中年人往往是整个家庭经济生活的重要支柱，常担心因治病影响家庭收入，家人和子女照料乏人。如果所患疾病较重，此种心理折磨对中年人来说，苦不堪言。

4. 老年患者心理

老年人一般都希望自己健康长寿，也不希望别人说自己衰老。面对社会、家庭、自身身体状况等方方面面的变化，往往需要一个积极的心理调适过程，这样他们才能从心理上接受衰老，从行为上适应各种变化。老年人往往有明显的怀旧心理，对年轻时代的辉煌，常常愿意找人倾诉；有一种近乎幼儿时期的自我中心心理，爱吃、爱玩，情感表现幼稚，常为一些小事生气；有孤独心理，常处于空虚、孤立、忧郁之中。老年人生病后，在多种变化的压力下，情绪很容易落入低谷。当某种疾病较重时，他们对病情估计多为悲观，对人变得比较淡漠甚至孤傲，更易于自我怜悯，心理上也突出表现为无价值感。有的老年患者也存有善后心理，如悄悄整理财物，拟好遗书，交代后事。

5. 女性患者心理

由于生理构造和人体功能的关系，加之社会传统观念的影响，女性患者的心理常与男性患者有较大区别。尤其是女性患了生殖系统疾病时，其女性心理表现更为明显。青年女性患者在治疗过程中大多表现出羞怯心理，往往更希望女性医生诊治；如未婚女性患者因妇科疾病导致性征发育异常、形态缺陷，已婚女性患者的性生活异常、生育功能障碍等，常使她们难以启齿。女性患者一般对疾病耐受性差，情感往往较为脆弱，常因病痛哭泣、悲伤、忧愁、恐惧。而更年期妇女由于性激素功能减退，一些女性极容易产生偏执、急躁、焦虑、忧郁等更年期综合征心理现象。

二、对待不同诊疗过程的患者的服务礼仪

1. 接待诊病人的礼仪

门诊是医院工作的第一个环节，是患者与医务人员接触的第一关，是医院面向社会服务的第一个窗口。医务人员在与患者的接触中，应特别注意医务礼仪，以便建立良好的医患关系。

现代社会中，候诊患者往往因工作压力大、生活节奏快，往往不能也不愿意过多等待就诊，院方应尽可能给患者提供一个安静、清雅的就诊环境，合理安排就诊顺序，以减少患者的候诊时间。作为医务人员见到患者应主动热情，在接待诊患者时，应坐姿端正，前臂可以靠在桌面上，背部要挺直，表情要亲切自然，要细心聆听患者陈述，以便获得有价值的诊疗信息；同时，要善于发现问题，并通过提问促使患者说出真实病情，从而明确病因、制定最佳治疗方案。

急诊病人的特征是起病急、病情重，这就要求急诊室的医务人员除了必须具备良好的职业素质与心理素质外，还必须具有良好的行为习惯。要求就诊的医务人员责任意识强，熟知各种急诊救治的知识和技能，具备较强的应变能力，能镇定沉着、思维敏捷、判断准确、技术熟练、动作快捷规范，并给患者和家属以必要的心理安抚和语言安慰，以稳定患者及家属情绪，同时能果断采取最佳的急救措施。

2. 面对住院患者的服务礼仪

病人入院治疗后，医务人员应主动热情接待，有关医务人员（主管医生、责任护士等）

应向患者作必要的自我介绍和相关介绍，让患者了解医院及科室相关的规章制度设施，使患者消除不适应症，尽快适应、熟悉医院环境。在此基础上，主管医生应尽快向患者介绍病情和确定治疗方案，帮助患者树立治愈信心，使其更好地遵从医嘱、配合治疗；责任护士则应及时给予患者以必要的健康指导以及告知有关疾病方案的知识与采取的护理措施等。另外，对患者患有不治之症或预后不良的疾病，则应采取保护性医疗措施，并嘱咐患者家属对患者暂时保密，以免加重其精神负担、思想包袱，从而导致病情恶化，影响治疗效果。

3. 接待手术病人的礼仪

手术作为一种创伤性的治疗手段，其目的是为了抢救患者生命，或最大限度地保全身体的结构和功能，但同时它具有一定的风险，也可能给患者带来永久性的损伤。因此，手术在给病人带来新的希望的同时，也会给患者及患者家属的心理带来强烈的紧张刺激。

术前疏导工作：在患者因病情需要或进行手术治疗时，针对患者的疑虑、恐惧心理，医务人员应本着深刻的关怀、同情意识，态度平和、友好，言辞谨慎，使患者释疑去惑，减少不必要的担忧；同时应将术前准备、手术意义、手术风险、注意事项和可能出现的不适告诉患者，使患者了解手术过程，减轻心理负担。

术后严密观察：手术后，患者最为关心的问题就是手术效果。有的患者由于手术身体虚弱，加上伤口疼痛，容易烦躁、焦虑，或沉默寡言、食欲缺乏，睡眠质量下降。此时，医务工作者应注意对患者作连续观察，对手术伴发的病理心理反应及时进行处理，及时给患者精神和心理的抚慰、鼓励和引导，合理使用止痛剂，减轻患者持久疼痛。如遇到有的患者对预后悲观失望，医务工作者应认真做好心理疏导工作，让患者认识到病情康复的过程，正确引导患者术后活动，促进康复，增强患者的信心。

（刘小勤）

医务人员语言技巧

第七章

　　语言是人类特有的用于进行思想、感情和愿望的沟通的符号系统，也是人类思维的工具。临床中，医务工作者随时随地都在使用语言与患者进行沟通，只有通过与患者有效的语言沟通，医务工作者才能从患者那里采集病史、获取有关疾病的信息。有了这些信息，医务工作者才能作出准确的诊断和制定行之有效的治疗方案。不仅如此，临床中语言有着特殊而重要的作用，它能通过人的第二信号系统直接作用于人的心理以至躯体，给人以积极或消极的影响。如果医务工作者语言运用恰当，就能给患者以极大的安慰，增强其抗病的信心，使其身心愉悦，进入接受治疗的最佳状态。反之，如果医务工作者语言使用不恰当，不仅有碍医患沟通，让医务人员难于获得有效的病史资料，妨碍诊断和诊疗，而且对患者来说是一种恶性刺激，会使患者产生气愤、苦恼、受伤害等种种不良心理反应。这些不良心理反应对患者的诊疗是非常不利的，轻者使患者不配合治疗，重者使患者对治疗丧失信心、加重病情。所以，临床医务工作者使用得体的、恰当的临床医学语言，既是一种重要的治疗手段，也是医务人员职业道德的内在要求。

第一节　临床学语言及其应用

一、临床医学语言

　　在社会交往中，语言是人类思维的"物质外壳"，语言表达是一门艺术，人们的思维活动是运用语言或在其调节下进行的。人们在人际交往和思维活动中总是借助于语言文字的形式将思维的内容表达出来，以实现思想的交流。语言有自然语言（各民族、各地区的语言）、科学语言（各学科所特有的专业语言）、数学语言、形体语言等。语言表达能力是人们运用语言文字交流知识、情报资料信息和思想感情的一种综合性本领。它包括口头语言表达能力、书面语言表达能力、图表语言表达能力、数学符号语言表达能力、形体符号语言表达能力等。各种语言表达能力有所不同，但彼此间是相互补充的，当然其中最基本的还是语言文字的表达。特别是医务工作者，更需要具备较强的语言（口头和书面）表达能力，而且还要有相当水平的阅读和写作能力。临床工作中，医务工作者的语言表达能力是医务工作者不可或缺的一种技能。

　　语言表达不是天生的，语言表达有较强的技巧性，通过有意识的训练完全可以提高个体的语言表达能力，提高其语言素养。所以，如何说话或者说怎样把话说好，是可以找到一些共同的规律或技巧的。由于社会分工的不同，不同职业者所使用的语言是不尽相同的。因为各种职业的服务对象、目的要求各不相同，所以不同职业者在人际交往时所使用的语言，往往也就必然表现出该专业与众不同的特点，其语言表达无不打上自己"职业的烙印"，体现出各自的职业特征。

　　临床医学过程是根据病人的临床表现，从整体出发综合研究疾病的病因、发病原理和病理过程，从而确定诊断，并通过治疗、护理、预防、康复等消除疾病、恢复健康的过程。从病人进到医院看病开始，从挂号到分诊再到接受医生诊断、检查、住院，乃至一直到出院，在整个的临床过程中，医务工作者随时随地都在与病人进行着各种各样的语言沟通。这些沟通包括：口头的、书面的；有声的、无声的；正式的、非正式的；直接的、间接的；单向的、双向的；积极的、消极的，等等。而医务工作者的一言一行都会对病人予不同的感受和影响，或良性激励或恶性刺激。甚至他们说话的态度、语气，说话时的语调，或一个不轻易觉察到的身体动作都会被病人以不同的方式接收到并产生相应的心理反应。所以，在临床医学中，医患之间的语言沟通是最普遍却也是最重要的一种沟通方式，每个医务工作者务必慎重对待自己所说的每一句话。

　　所谓临床医学语言其实就是医务工作者在自己的工作中，尤其是在医患关系中与病人交谈时所使用的具有医学专业特征的话语。正因为临床医学语言是发生在临床医学过程中的，因此临床医学语言就具有了不同于一般语言的特征。这些特征具体表现为：

1. 临床语言内容以"生命与健康"为永恒的话题

　　众所周知，在一般的人际语言沟通中，我们往往选择自己喜欢的话题来进行交流，也总是可以拒绝谈论自己不喜欢的话题；同样，在每次语言交流中我们还可以不断地变换话题，尽量选择大家都比较感兴趣的话题，这样能拉近彼此之间的距离，有利于感情的培养，增进友谊、完善关系，达到沟通的目的。但在医患之间的语言沟通中，医患双方之所以会发生语言沟通，都只是因为一个目的——病人要消除疾病痛苦、恢复健康，医务工作者要帮助病人达此目的。失去了这个目的，医患双方的关系也不复存在，医患之间的语言沟通也就失去了必要。正因为如此，在临床语言中，医患双方语言沟通的永恒主题都只能是围绕着"生命与健康"进行的，他们不可能偏离这个话题去谈论其他话题。因此，在话语选择上，临床语言没有其他选择，也不能做其他选择。

2. 临床语言中涉及大量的医学专业术语

　　在一般人际交往中，除非是听专业学术报告或者是同行一起的交流，一般很少会过多地涉及某一方面学科的过于深奥的专业术语。但在临床语言交流中，医患双方的言语中将涉及大量的医学专业术语，尤其是医务工作者的话语里不能不牵涉大量的医学词汇和医学术语。而这些医学词汇和医学术语，由于患者医学背景知识的欠缺，有些是患者可以听懂看明白的，而大量的却可能是患者听不懂看不明白，甚至是闻所未闻的。尤其是随着医学科学技术的发展，临床医学不断产生新词汇、新术语。这些词汇和术语既包括疾病名称、药物名称，还包

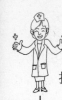

括治疗器械名称、治疗方法的专业叫法。如 B 超、CT、r 刀、ICU 病房、SMZ 药，等等。

3. 临床语言发生的场所永远是医疗服务机构

在一般的人际交往中，与什么样的人交往就应该选择与其相适应的场所。理想的交际场所可使人心情愉悦，有利于唤起双方沟通的情绪，可使沟通变得轻松和容易。这正是为什么男女恋爱交往一般选择花前月下，公务交往一般选择办公场所、酒楼、茶室等的原因所在了。但医患双方的交往却没有选择性，交往永远在特殊的情景——诊所和医院等医疗服务机构。且交往的一方——患者是在处于患病这一特殊状态下，即处于精神状态不佳、不利于交往的时候。就医务工作者来说，这种交往是职业工作的需要；就患者来说，是迫不得已、不得不为之的交往。

4. 临床语言交往的双方永远是医者和患者

在一般人际交往中，我们往往选择我们喜欢的对象进行语言沟通。"话不投机半句多"说的就是如果遇上自己不喜欢的语言沟通对象，我们完全可以转身离去，重新选择自己喜欢的交谈对象。但在临床语言沟通中，临床语言信息的"说者"永远是医务工作者，临床语言信息的"听者"永远是患者。且双方的话题又是永远围绕"生命与健康"展开的，这就使得交往双方的语言优势不平衡，"说者"（医务工作者）凭借着他们对医学技术的知识的"垄断性"，似乎占据优势，处于主导地位；听者（病人）处于被动地位，双方对医学技术信息的掌握完全不对称。

二、临床语言的作用

1. 采集病史、病情告知方面的作用

采集病史是医生通过与病人、病人家属或有关人员的交谈，从而了解疾病的发生和发展过程、治疗情况以及病人既往的健康状况等的常用方法，是医生获得病人病情资料的首要环节，是正确诊断和治疗的主要依据，直接关系到病人下一步的检查、诊断、治疗和护理。而每一个病人病史方面的资料无不是在医务人员与患者双方的语言交流中获得的。如果语言沟通不畅，医生获得的病史资料不真实或不全面，就会导致误诊、误治。

医务工作者如果端庄整洁、沉着稳重、态度和蔼、全神贯注，语言诚恳、通俗、贴切而礼貌，用词用语科学，并能细心聆听、巧妙询问，就能使病人增强信心和感到温暖从而介绍更多更详尽的信息，这样就可采集到准确的病史。相反，如果医生问诊时无精打采、打扰过多，或不着边际地反复提问，就会使病人产生不信任感；如果用语上使用专业词汇和术语太多且不规范、不科学，就会使患者感到晦涩难懂、一头雾水或引起歧义。另外，如用惊叹、惋惜、埋怨的语言则会增加病人的心理负担，如用生硬、粗鲁、轻蔑的语言则会引起病人的反感。患者一旦产生负性心理，就会影响医生对病史的收集，严重的甚至会引发医患纠纷。

同样，在医务工作者通过采集病史、得出对患者所患疾病的初步诊断后，就要反过来把这些诊断结果告知患者，并把下一步需要做的检查、用药和相关治疗措施告知患者，以便得

到患者的同意和积极的配合。而这些又都是通过医务工作者的"说"患者的"听"来完成的。所以，医务工作者应该尽可能科学、详细、恰当地告知患者诊断结果、检查治疗方案及其目的、意义和可能的医疗风险，让患者对自己的健康状况有个客观的了解，从而积极乐观地对待疾病，并积极配合治疗，早日康复。但如果我们的医务工作者不能做到这些，相反地，"大"病"小"说或"小"病"大"说，前者会让患者对所患疾病掉以轻心，有可能放弃必要的检查治疗，贻误最佳治疗时机；后者则让病人凭空增加心理负担，使病情迅速恶化，甚至让病人给病"吓"死。如果简单敷衍病人的疑问，一旦发生医疗风险或并发症，即使是目前医疗技术条件下也不能避免的并发症，患者就会因双方事前沟通不畅而对出现的问题无法理解、无法接受，就此便会引发医疗纠纷。

2. 临床医学语言的治病和致病作用

现代科学已经表明：主体在与客观外界的交互作用中，物质性的（如冷、热、细菌、病毒等），心理性的（如挫折、紧张等），社会生活性的（意外事件、人际关系失和、社会政治经济的剧变、生活方式的变化甚至文化环境的改变等）等应激源，作用于机体的感官后，再经过主观对客观刺激的认识、评价后，便立即引起一系列心理活动（如情绪反应和心理应激），并通过神经生理中介、神经内分泌中介和免疫中介，直接或间接地引起人体生理、生化的变化，进而影响整个生理功能和生理过程。

任何刺激都会通过特定的途径，激起神经冲动，引起激素变化，影响生理功能。而语言能加速这样的心理刺激。语言就是通过"听"者的感官传递到大脑，再经过"听"者大脑对此刺激的认识、评价后（立即引起一系列心理活动），并通过各种神经中介，引起人体生理、生化的一系列变化，进而影响整个生理功能和生理过程的。病人可能依据不同的语言刺激，促使病情好转或恶化，即语言具有治病和致病的作用。良性的语言刺激经过神经体液调节作用到组织器官，可以使组织器官功能调节恢复正常，使人从疾病状态恢复到健康状态。良性语言刺激还能给病人在心理上带来鼓舞和振奋，使之精神焕发、充满活力，从而使生理功能保持相对平衡状态和良性运行。相反，不良的语言刺激通过神经传导到大脑皮层后会引起神经内分泌系统发生变化，造成组织器官功能的紊乱或失调，从而引发各种疾病。因此，当个体长时间的处于不良语言"应激"状态时，人体的化学保护机制将遭到破坏，抵抗力将下降，从而导致疾病产生。

可见，语言的治病和致病都主要是通过语言刺激后引起的心理变化来体现的；也可以说，语言的治病作用是通过语言的心理治疗来实现的。如果医务工作者具备良好的服务态度，对病人关心体贴，在与患者语言交流时语言得当，且耐心倾听、正确引导，与病人建立良好的医患关系，就可以极大地改善病人的心理状态，减轻病人的精神负担，提高治疗效果。而要做到这些，就需要医务工作者有较好的临床语言交流技能。只有具备这些技能，医务工作者才能在医患语言交流中采用正确的交谈方法和得体的话语，帮助病人认清疾病的性质，端正对疾病的态度，正确对待疾病，积极乐观地配合治疗，实现早日康复。所以，语言是心理治疗的重要手段。

在临床医学服务活动中，与患者交流的语言，从其质量来说，应该亲切温暖，温文而不造作，儒雅而不矜持，言之有物且不喋喋不休。从其内容而言，则应把患者的正当要求和病中的心理状态放在首位，既要准确地解释其所患疾病，又要避免一切恶性刺激。医务工作者与患者亲切而又审慎的语言交流，实际上就是心理治疗的一个组成部分。

医务工作者应该充分利用语言对病人进行良性心理刺激，比如利用语言给病人进行解释和疏导。从系统论观点看，一个封闭的系统熵如增加，即自身就会发生内耗；系统只有在开放中才能获得负熵流。负熵流能抵消自身产生的正熵流，减少内耗，得到发展。患者的人体、精神等就是一个系统，当患者处于疾病状态时，由于医学知识的欠缺，或者对疼痛、检查、手术、致残、死亡等产生的恐惧，就自然而然地焦虑与不安。这种焦虑与不安就是对健康极其不利的一种内耗，是一种熵增加现象。改变患者的这种情形的方法就是，及时提供给患者有关疾病及医疗的相关信息，即科学、适量且患者能够理解和接受的信息，这样就能打消患者的焦虑和不安。即可以让患者获得负熵流，减少内耗，促进早日康复。因此，医务工作者应该应尽可能地发挥语言的功能，积极解释疏导，让病人了解相关疾病及其治疗的信息，指导病人解除紧张焦虑情绪，让病人树立信心，提高抗病的心理能力，积极配合治疗。

3. 对医患关系的影响作用

许多医患纠纷都是医患沟通语言不畅造成的，因此良好的医患语言沟通必然有利于建立良好的医患关系。医患之间交流的主要工具是语言，医务人员的医德情感和服务技能也主要是通过语言来表达的。在临床实践中，有些医务工作者在技术和医德上都无可挑剔，但却不能搞好医患关系。究其原因，往往就是缺乏语言交流技巧和服务艺术等。因为缺乏与人交流的语言表达能力或技巧，不善于与病人交流，医患之间就会形成一道屏障。

要在积极交谈中建立和谐的医患关系，首先要解决的就是语言关系。这种语言关系应当是一种双向语言交流关系。医生必须认真倾听病人的主述，善于提问，要靠真诚、耐心、理解、同情来进入病人的内心世界。根据不同的病人、不同的谈话内容而采用不同的交流方式，对取得医患交往的成效是至关重要的。因此，在医患交流中，医务人员的临床文明用语、科学规范用语、谨慎用语是建立良好医患关系的基础。文明、得体、礼貌的语言，能使患者有如沐春风之感，能使患者心情愉悦、思想乐观，进而信任医生，积极配合医生进行治疗，同时还能增强病人的抗病能力。科学规范的用语能使医生对疾病及其治疗方法的解释既科学又通俗易懂，能使病人在正确理解的基础上提高尊医率，这也自然融洽了医患关系。谨慎性语言避免了不负责任的解答可能引起的严重后果。相反，如果医生出言不逊、言词粗鲁、蔑视甚至恶语伤人，常常造成对病人医源性的心理伤害，使病人气愤、苦恼和伤心，而这对建立良好的医患关系是极为有害的。不科学的、不规范的、不谨慎的语言要么使患者"听"后不得要领或产生歧义，要么使患者对自己所患疾病不能持正确的态度，还可能使患者因期望值过高而无法得以实现而引发医患纠纷。

4. 健康教育作用

在医疗活动中，我们历来强调"预防为主"，这也是人类与外界环境及其致病因素长期斗争所积累的宝贵经验。预防就是让疾病止于未然，这是保证人群健康的最佳方法。正因为如此，我们有专门的卫生防疫部门来专司其事，有专门的《健康教育》课程进行专门的健康预防教育宣传研究活动。但预防工作是社会性和群众性事业，具有长期性和间接性等特点，不能只靠卫生防疫部门单挑独打，也不可能只通过几次大规模、群体性的爱国卫生运动就可以奏效，它需要的是全社会甚至全人类的长期共同参与。医德基本原则对医务人员的职责已经作了明确的规定，那就是"救死扶伤，防病治病，实行革命的人道主义，全心全意为人民的身心健康服务"。可见，包括临床医生在内的全体医务人员的职责不仅仅是治病，更重要的是还肩负着对群众进行健康宣传教育，提高群众预防疾病能力的重任。而且，临床医务人员还具备对群众进行健康宣传教育的绝对优势。那就是，临床医学从表面看，每个医生好像每次都只是与单个的病人打交道，但从临床医学的整体看，他们其实面对的是社会的整个人群。如将每个医生对一个个病人的健康宣传教育汇合起来，那就成了对整个社会全体的健康教育。

随着科学技术和社会经济的不断发展，人们赖以生存的自然环境和社会环境发生了深刻的变化，致使预防医学所面临的问题愈来愈复杂，所担负的任务愈来愈繁重。现代医学发展也表现出新的特点。一是人们对医学服务的需求不断提高，已从单纯的有病治病向无病防病、健康长寿、提高生命质量方向发展。二是医学从以疾病为中心、以治病为目的向以健康为中心、以保护和促进健康为目的方向发展。三是从以病人为服务对象、以被动接受治疗为手段，发展为以人群为服务对象、以积极参与提高保健意识为手段。在现代医学的这个发展新趋势面前，临床医务工作者肩负着重要使命，临床医学语言发挥着具有深远意义的健康教育作用。

"健康教育是通过有计划、有组织、有系统的社会和教育活动，促使人们自觉地采纳有益于健康的行为和生活方式，消除或减轻影响健康的危险因素，预防疾病，促进健康，提高生活质量。"健康教育的核心是教育人们树立健康意识、促使人们改变不健康的行为生活方式，养成良好的行为生活方式，以降低或消除影响健康的危险因素。通过健康教育，能帮助人们了解哪些行为是影响健康的，并能使其自觉地选择有益于健康的行为生活方式。为实现这个目标，应做到：

（1）帮助患者树立科学的健康观。任何良好观念与行为的形成都不会是自发完成的，都需要教化的力量来加以推动，整个过程是一个自觉的过程。临床医务工作者通过临床诊疗活动，可以不失时机地向患者进行健康教育，传播卫生知识，帮助患者树立科学的健康观念。临床医疗过程应实现患者接受诊疗的过程和同时接受健康教育改变自己已有不良行为模式的过程的统一。

（2）帮助患者提高防病治病能力。有了科学的疾病健康观念，患者才能在这一观念指导下，把它们内化为自己的信念并付诸行动，自觉采取有益于健康的行为，从而提高患者防病治病能力。

（3）帮助患者树立健康的生活方式，养成健康的行为习惯。

不良生活方式往往导致疾病产生。过量吸烟，酗酒，长时间的疲劳工作，大鱼大肉，暴饮暴食等，都会让人产生疾病。在 21 世纪，不良生活方式和生活习惯是危害人类健康的重要因素。要改变患者的这些不良生活方式和习惯，首先要让患者认识自己的某种生活方式对健康的危害性，进而认识到改变它生产对健康有价值的效果，这样患者就会下决心克服各种障碍，努力改变不良的生活方式和习惯，养成健康的行为习惯。

第二节　医务人员用语原则

在整个医疗活动中，在医患双方的语言沟通中，不可避免地涉及这样一些问题：医务工作者如何对临床诊疗情况进行科学的表达？如何使缺乏医学知识的患者或其家属对医务工作者的语言能够正确理解和接受？如何使医务工作者在医患语言交流中言语更加得体？要做到这样，医务工作者就必须遵循必要的用语原则。

一、科学性原则

在临床医患语言交流过程中，医务工作者必须把对患者的诊断、治疗措施、预后及其可能的并发症告知患者，这样治疗措施才能取得患者的认可，患者才可能配合治疗。只有当信息的发出者和接受者能够清楚地理解信息内容时，语言才是有效的。那么，如何使信息的发出者和接受者能够清楚地理解信息内容呢？或者说医务人员如何告知患者呢？这就要求医务工作者用语必须要有科学性，措辞要严谨、准确，要有科学依据，切不可主观臆断、胡乱猜想。具体说，应该遵循临床医学语言的准确性、解释性、安慰性、针对性和教育性等科学性原则。

1. 准确性

在医务工作者与患者的语言沟通中，医务人员在每句话的表达上都应努力做到言准意达、言简意明，让患者一听就明白。如果医务工作者的语言表达言不达意、模棱两可、含糊不清，就会使患者不能领会医务人员的意图，不明白其意思，就会假设和猜想（假设与猜想的结果是患者对这些信息的误解、曲解）。所以，为了保证患者能够准确地理解医务人员的话语，帮助医患语言交流得以顺利进行，医务人员的语言表达一定要准确，要言准意达，通俗易懂。这其中就包括：

（1）医务人员的语言发音要准确——要讲普通话，而且应该是标准的普通话；

（2）语词表达要意准——用词准确；

（3）词能达意，话语要符合逻辑——符合语法要求，以免生歧义。

2. 解释性

人在患病时，会全神贯注于自己的身体和疾病，常会向医生询问许多有关自身疾病健康的问题，如对诊治存有疑虑、焦虑等，希望得到医生的回答和解释，但同时害怕医生的回答正是自己所担心的。因此，在不影响医疗保护制度的情况下，医务人员在提供给了患者必要的医疗信息后，应针对患者的情况做耐心的解释，回答有关问题，并根据其病情变化和心理、情绪动向，及时向其说理开导，对一些诊疗措施作适当的解释，而这是极为重要的。因为，将信息揭示给患者的目的，是让他能够作出同意或不同意的选择。只有在患者对所提供的信息有了适当的了解后，他才能作出选择。没有适当的了解，他不可能对其信息作出理性的选择。而患者往往是医学知识的欠缺者，他们对许多医学知识和术语几乎是一窍不通的，只有在医务人员必要的解释下患者才可能明白。解释的目的是向患者说明道理，帮助患者解除顾虑、树立信心、作出选择、加强配合，为继续治疗创造良好的条件。

3. 安慰性

人在患病时心理会变得比较脆弱，特别是患重大疾病时，往往容易产生对前途丧失信心的悲观心理，缺乏面对疾病的勇气和信心。尤其是那些性格脆弱、感受性强的患者，以及文化水平较高、生活条件优越的患者，最容易被重病"吓倒"。这种负面不良心理和情绪，显然对已经存在的躯体疾病极为不利，甚至还有可能彼此影响形成"恶性循环"。对这类患者，应给予一定的安慰、鼓励同情和支持，帮助患者振作精神、鼓足勇气、建立信心、克服暂时的困难和痛苦。给患者提供帮助，提高其与疾病作斗争的能力，无疑是为他们"雪中送炭"。

安慰性语言，就是医务人员在与患者的语言沟通中使用的能使患者心情安适，摆脱不良情绪和痛苦，振作精神的语词。医务人员的安慰性话语会成为患者减轻其内心痛苦的良药。同样，医务人员这时候如果用语不当，即使主观愿望是好的，也会产生不好的结果。所以，安慰既是一种技术也是一种艺术。根据不同的内容可作不同划分，安慰一般可分为：礼节性安慰和实质性安慰；激励式安慰和同情式安慰；劝服式安慰等。

4. 针对性

不同的患者因其职业、年龄、文化背景的不同，对医学知识的理解和接受能力也会不尽相同。不仅如此，疾病过程也是复杂的、多样的。不仅各个系统的病变各有其不同的特点，就是在同一系统的不同疾病也有其不同特点。即使同一种疾病，又由于病原作用的大小不同和病人的年龄、体质、心理状态等方面的差异，也有不同的临床表现。医务人员同病人谈话交流时就应该根据不同患者的特点选择不同的方式。要根据不同的对象、不同的情况、不同的情景、不同的问题来选择谈话的内容和方式，有的放矢，不能漫无边际、漫无目的、没有针对性地滥说。

5. 教育性

如前所述，医务工作者的工作职责不仅仅是治病，更重要的是还担负着对人群进行健康教育的重任。医务人员必须通过临床工作对患者作必要的健康教育，促使他们自觉地采纳有益于健康的行为和生活方式，消除或减轻影响健康的危险性，预防疾病，促进健康，提高生活质量。因此，医务人员的语言要充满教育鼓励性，主要要围绕让患者安心养病、服从治疗、配合治疗、遵守院规，改变不良生活方式行为习惯，建立健康生活方式来进行交流。

二、情感性原则

情感是一种高级的心理现象，是人的内心世界的自然流露，是人对客观事物是否符合自己的需要、愿望和观点而产生的体验。如果人们对外界刺激有了肯定的心理反应就会产生高兴、愉快、喜悦、羡慕等积极情感，若对外界刺激有了否定的心理反应，就会产生痛苦、忧虑、愤怒、恐惧、厌恶等消极情感。情感有多种类型。我国古人早在《礼记·礼运》中就提出了七情说，即喜、怒、哀、欲、爱、恶、惧。现在很多学者认为"七情"之分太粗，便又把它细分为几十种。归纳为三大类，即道德感、美感和理智感。

语言不是冷冰冰的声音或词句、动作，语言是包含情感的，是表情达意的。所谓情感性的语言，是指带有情感性质和色彩的一种类型的语言。在巴黎地铁出口处，曾有一盲人乞讨，他胸前挂着一个盒子，上面写着：可怜可怜我这个双目失明的瞎子吧！可是往来过客却无一人施舍。后来一位作家路过，给他改写了盒子上的字。下一班地铁到达时，盒子里顿时响起了"叮叮当当"的钱币投掷声，盲人感到奇怪，拉住一个路人，问盒子上写的是什么；路人告诉他，盒子上写着"外面已经是春天了，可是我再也见不到它"。盲人听了，自己也不禁掩面失声痛哭。在这里，前后两句话所表达的意思基本相同，但效果却大不一样。作家注重语言的情感设计，以情感作为诉求重点，将盲人的痛苦鲜明而强烈地展现了出来，从而打动了人们的心，也打动了盲人自己的心。在这里起作用的，就是情感性语言。

人们的情感是有许多层面和各种趋向的。有崇敬的、敬重的、景仰的，有亲近的、关怀的、思念的，也有同情的、惋惜的、怜悯的，还有悲痛的、哀伤的、恐惧的等。反映人们多种情感的语言，也有多种多样的。医务人员的情感是医德品质的基本要求，是医务人员对医疗卫生事业，对人民身心健康所持的态度。因此，医务人员应当针对患者的不同情况，根据不同的需要以及所要达到的目的正确地选择和运用情感性语言。

所有职业的语言都蕴含着自己的情感美因素。诗人说：教师的语言，好似热情在燃烧，如同激情在澎湃，更是真情在流淌。医务人员的语言由于其特殊的职业的科学性特点，显然不能像教师那样把每句话讲得那么激情澎湃、动人心弦，那么优美动听。但没有哪一种职业的语言能像医务人员的语言那样可以对听者产生立竿见影，甚至有的时候可以起到死回生的直接效果。尽管他们的每一句话不一定是名言，不必是真知灼见，也不都是优美动听，但却蕴含着对患者的同情、尊重、关心与爱等善的情感。

临床医学语言的作用不仅仅是要让患者听明白，更重要的是要让患者心情愉悦地接受，而要做到这点，医务人员的语言中就应该包含情感性。在与患者的语言交流中，语言中要尽量包含以下内容：尊重、情感控制、同情和关心、亲切和和气等。

1. 尊　重

尊重病人，主要是指对病人的权益、人格的尊重和关心，并做到平等待人。也就是要求医务人员对待病人要不分民族、性别、职业、地位、财产状况，要尊重他们的人格和权力，要以礼相待，认真防治。尊重病人，具体表现在三个方面：尊重病人的生命价值、尊重病人的人格和尊重病人的权利。对病人的尊重是医学文明进步的标志，作为医务人员绝不可轻视病人生命的价值，绝不可污辱病人人格，绝不可忽视病人权利，也决不可厚此薄彼、亲疏不一、媚权重利。

这种对病人的尊重体现在语言中，就应该语言有礼貌、讲文明，不可出言不逊、恶语伤人。语言中尊重病人的人格是最大的礼貌，如果在语言上对病人进行人身攻击，不但有辱病人人格，自己的人格也会因此而降低。

2. 情感控制

情感控制指的就是对情感的调节和控制，使其一以贯之，不能忽有忽无，也不可时强时弱，更不能因人而异。所以，医务人员一旦进入工作状态，就应该放下个人的种种烦恼和不快，激发自己内心的责任感，使自己产生对患者的尊重、同情、关心等情感。面对每一个患者，都应努力做到——喜不忘形、悲不诉苦、怒不发泄，语气温和轻柔富含感情，使患者从语言中直接感受到医务人员的体贴和关爱。且这样的情感应该持之以恒、一以贯之，不随情绪的波动而改变。在患者情绪激动、不满甚至发怒时，尤其是在发生医患纠纷甚至冲突时更应该控制好自己的情感，保持冷静，要分析病人出现异常的原因。如是医护工作不当，则要向病人表示道歉并及时纠正；如是病情变化所致，则要针对病情作适当处理，如是因病人不了解情况产生误会所致，则要作耐心细致地解释和做说服工作，以取得病人的理解和支持，增强对医务人员的信任感，改善医患关系。等患者情绪平稳后，再善意地指出他不正常的态度和不礼貌的言行，并告诫他这种表现对疾病的治疗是不利的。

3. 同情和关心

同情是关心的基础，关心则是同情的表现。同情心是医务人员发自内心的情感，一个正直的医务人员，面对受疾病折磨、盼望救治的病人，会产生同情并愿意尽力关心并为其解除疾病，这是一个医务人员起码的医德情感，发自于扶危济困的人道主义精神。它要求医务人员对患者满腔热情，把病人当亲人，急病人所急，想病人所想，帮病人所需。应充分理解病人的处境、需求，设身处地地为病人着想，特别是在病人处于需要同情的境地时，不能无动于衷、麻木不仁，不能事不关己似的高高挂起，而应该对病人体贴入微，给病人以热情周到的服务。

在通常情况下，人的美好情感是外部美好事物满足自身需求的内心体验，而医德同情和关心则是建立在对病人健康的高度责任的基础之上的，不以个人利益和需要的满足为前提，医德同情和关心具有理智的性质；医务人员同情和关心病人的情感不是盲目冲动，而是建立在医学科学基础上的。急病人之所急、痛病人之所痛，也必须在医学科学允许的范围内。

医务人员的同情和关心作为最基本的医德情感，是以生理性和理智性的辩证统一为前提的。其生理成分表现为对患者深切的同情，是促使医务人员为患者服务的原始动力；理性的成分可弥补同情感的不足（即随时间的推移同情感会慢慢淡化），使医务人员的行为具有稳定性，并能真正履行对病人的道德责任。

4. 亲切与和气

许多有经验有情感的医务人员，对患者说话总是显得平和温柔、亲切动人，措辞委婉、语气柔和，并做到了和颜悦色，恳切悦耳，让患者感受到和蔼可亲，感受到温暖，患者从中得到了安慰和鼓励。如：对患者有问题问时说"请讲"；当患者说完时，亲切地问一句"还有吗"，或者说一声"请继续讲下去"；面对患者亲切地问一声"您哪里不舒服？"这些充满浓郁情味的话语，会温暖着每一个患者的心，使患者感到医务人员可亲可敬，患者由此就会逐步消除患病带来的种种不愉快情绪（医患之间的谈话也会显得轻松愉快），从而愿意敞开心扉和医务人员交谈，乐于把自己的病史和问题告诉医务人员。这样一种融洽的医患关系和沟通情境，有利于充分发挥患者在治病过程中的积极作用，促使其与医务人员一起共同完成诊疗任务。

语言作为一种感人的力量，它真正的美离不开言辞的亲切、热情、和气、诚恳和富于激励性。因此，医务人员一定要努力把自己对患者的尊重、同情等感情贯彻到自己的话语中去，使"情动于中而言溢于表",从而使患者能切身地感受到医务人员对他们的种种情感,从而增强抗病信念与毅力。这种亲切和气的语言能够激励患者,以情激情,激发患者心灵中潜在的情感,激起患者思想深处蕴藏着的力量,让患者克服自身心理负担、放下思想包袱、增强自信心,更好地与疾病作斗争,实现早日康复。

可见,真情的语言可以感动患者,得到患者的信任;真情的语言可以影响患者抗病的信心;真情的语言可以激励患者抗病的勇气;真情的语言可以营造和谐的医患关系……真情的语言有时候胜过药物的作用。但医务人员对患者只有发自内心的尊重、关心、爱护、理解,才能发出富有情感的语言;医务人员若是缺乏对患者深厚的感情,就不可能运用好情感性语言。

三、道德性原则

医务人员在与患者进行语言沟通时,除了必须遵循科学性原则和情感性原则外,还有一个重要原则必须遵守,那就是道德性原则。即医务人员在语言的使用上应该符合医德原则,不能与医德原则相矛盾、相冲突。违背医德的语言绝不是好的临床语言,也绝不是患者可以接受或喜欢接受的语言。道德性原则,可以说是衡量医务人员用语是否规范的最起码的标准。而且,医务人员对患者的尊重、同情、理解和关心,必须以良好的职业道德为基础,否则就难以维持长久。

1. 知情告知原则

这一原则其实来自医务人员对患者的尊重原则,即对患者权利的尊重。患者具有知情同意权。知情同意是病人自主权的一个重要而又具体的形式,现已成为医学科研和人体实验、临床医疗领域备受关注的伦理原则之一。知情同意权不仅仅只是为了争取患者的合作、增进医患关系、提高医疗效果,而且还体现在对病人的尊重,并有助于病人自主权的合理行使。这一权利使医务人员有义务将其诊治手段(尤其是手术和人体实验)、意义、成功率,或可能发生的并发症及危险实事求是地告知患者,在患者同意后方可实施。在一些国家,没有知情同意的诊疗行为是非法行为,会构成"侵权"。传统医学模式下的患者一般没有这项权利,医生一般"不要把病人未来和现在的情况,告诉他们"。所以,知情告知也是医学文明进步的标志。

医务人员一般是通过语言完成告知的,一般要同时使用口头告知和书面告知。那么医务人员如何进行这两方面的告知呢? 医务人员告知患者的信息应该涵盖:病情实况;治疗程序;可能的风险;可能的好处;其他可供选择的办法;等等。并且,这些信息应该尽量:

(1)正确。即提供的解释信息应以事实和严密的逻辑推理为依据,而不是医生的想当然。

(2)理解。即提供的解信息时要考虑患者的文化背景,要达到通俗、明了,使患者能够理解,这与提供信息同等重要。

(3)适量。即提供关键、适量的信息。如果提供的信息量过少或过多,都会使患者难于明白或把握不住关键,无法选择。

(4)适度。即提供信息时要考虑患者的心理状态和病情,删除可能引起危害和误解的信息，并择其适当的时机告知。

（5）开导。即提供的信息不仅能使患者在了解病情及治疗方案后进行选择，而且还能增强其诊治的信心，也有利于医患之间的配合和提高诊治效果。

知情同意对患者是权利，对医务人员则是道德义务；即医务人员有义务向患者说出真相，不隐瞒，不欺骗。但医务人员在履行这一义务时却遇到了一个与传统医德观念冲突的问题：医务人员是否任何时候都必须对患者讲真话？这个问题成了医学伦理学长期争论的一个问题。历史上所有的医学伦理法典都没有包括医生讲真话的义务，因为传统观点认为有时候如实告知会对患者产生消极作用甚至危害。因为如果预后不良，患者就会丧失信心，就会不安、焦虑，甚至走向绝路。何况诊断和预后具有不确定性，难以对健康和疾病问题给出确切的回答。

但患者的知情同意权利要求医务人员讲真话，不讲真话或者提供患者歪曲的信息，患者就不能就有关他健康的问题作出必要的选择。因此，讲真话是对患者权利的尊重，也是医务人员医德的要求和体现。因为讲真话可以保护患者和受试者避免伤害，可以最大限度地保护并有利于社会中所有的人，有助于患者行使自主权，有利于增进医患关系。

在医患语言沟通中，在我们提供患者诊断、治疗、预后等信息时应该避免：

（1）诱导。即提供的信息隐其害扬其利，诱使患者接受医生设计的诊治方案。

（2）欺骗。即提供的信息掺入虚假的成分，以骗取患者接受医生设计的诊治方案。

（3）强迫。即提供信息时恐吓患者，以强制患者接受医生设计的诊治方案。

但说了一句不是真的话，并非就是欺骗，也并非就是罪过。柏拉图说过，"说谎应该给医生为了病人的利益用作'医药'"。边沁认为，如果谎言没有任何有害作用，就不能构成罪过；而西德维克则认为，某些谎言是必要的。对于一个意志薄弱，缺乏承受能力的患者，如果善意谎言对其更有意义的话，这个谎言应该是符合"有利"原则的，就应该得到伦理学的辩护。可见，在临床中我们应该根据实际情况，对具体问题作具体分析。把患者的各种权利结合起来，既要分清主次，又要协调统一，同时，还要有一定的灵活性。所以，"讲真话可以有例外：这个例外只能是为了他人（病人）的利益，这是一种'善意的欺骗'或'行善的欺骗'"。

2. 保密原则

临床医学语言保密主要包括保守病人秘密和保守医生秘密两个方面。

（1）保守病人秘密。患者享有保守个人秘密的权利，这一权利来源于公民的隐私权。许多国家对公民的隐私权均有明文规定，我国法律一样保护个人的隐私权。医务人员由于职业的特点，可以了解病人的隐私，病人对此有权要求医务人员保密，医务人员有义务尊重病人，不能随意泄露病人的隐私。泄露病人隐私是不道德的行为，也是违法行为。保护病人隐私权，主要保护医务人员在为病人诊治疾病的医疗活动中获得的医疗秘密。它通常包括：患者及其家属隐私；独特的体征或畸形；病人不愿意让别人知晓的病情；不良诊断和预后等任何患者不想让他人知道的事情。医务人员无权向他人泄露在履行义务过程中获得的有关患者的疾病、隐私及个人家庭生活的情况等秘密，医务人员不得随意与无关人员谈论病人的病情。

在临床医患语言交往中，保守病人秘密非常重要。医患关系是由信任来维持的。因为信任医务人员，患者才会把敏感的个人隐私信息告诉医务人员，医务人员只有理解到这些信息的敏感性和隐私性并加于保护，才能得到患者的信任。同样，医务人员只有保守好病人的秘密，才能发挥他们的社会功能。因为只有这样患者才会把全部病史告诉医务人员，医务人员才可能依据它们制订准确诊治措施。尊重患者的保密权，就是尊重病人的自主权。没有这种尊重，医患关系之间的信任就会消失。

在临床语言交流中，患者的病情（秘密）可能会因为医务人员的缺德而有意被泄露，或者在交谈中被无意泄露；还可以由于外部压力迫使医务人员泄露。不管哪种情况都构成了对患者的伤害。因此，医务人员应该遵守临床语言的保密原则，避免这类伤害的发生。

当然，保密权不是绝对的。这一权利如果和病人自己的其他权利、其他人的权利和社会的利益发生冲突时，就应该衡量保密还是解密的利弊得失，必要时医生可以行使干涉权。

（2）保守医密。医务人员在医疗活动中会有不同意见，会发生分歧，也难免会有失误甚至医疗差错等情况，这在医疗活动中是极其正常的，一般不应该告诉患者。这并不是对患者不诚实、不真诚，也没有违背知情同意原则，而是因为这样做有其不利。一是对诊断和治疗不利。因为患者对医疗活动的复杂性和医学科学的局限性的了解不是很清楚，总以为进了医院就等于进了的保险箱。这样，患者就可能把正常的争论和失误当做医疗事故，就可能引发医患纠纷甚至冲突。二是拆同行的台。这样不有利于保护医务人员，也不利于医学的进步。当然，医疗差错、事故对组织不能隐瞒，至于该不该同患者讲，应该由组织决定。

第三节　医务人员语言技巧

一、临床医学语言艺术

临床语言交流已经成为医患沟通、心理治疗和心理护理的重要手段；如若语言运用不当，则会影响医患关系，并且可能成为导致心因性疾病的因素。因此，掌握好临床语言表达的方法和技巧，讲究与患者谈话的艺术，注重语言技巧，提高语言水平，是医务人员的一项基本素质，医务人员必须重视语言技巧的学习与修养。

虽然在临床实践中，每个医务人员都有自己的语言风格，也会采用不同的语言技巧。但临床医学语言由于自己的职业特点也有很多共同的规律，会有一些普遍的适用的语言技巧。语言技巧一般有两种类型：一种是体现个人风格的语言技巧，另一种是体现临床语言共同规律性的语言技巧。后者可以影响并指导前者，而前者则可根据自己的优势灵活运用后者。这里我们着重探讨后者。

语言有口语和书面语两种形式，所以，语言又可分为有声语言和无声语言。当然，还有一种划分方法，就是把口语和书面语都归为自然语言，而把体态语看作无声语言。我们这里着重探讨口语和书面语的语言技巧。

（一）临床医学语言口语表达应遵循的原则

口语是一种有声语言，是指运用连贯标准的有声语言传递信息、表情达意的社会活动。如谈话、讲课、演讲、打电话等。临床医学语言的口语表达，是医务人员为实现一定的临床诊疗目的而同患者进行思想和情感沟通交流的语言表达方式。

1．双向互动性原则

在临床语言口语交流中，医生是占主导地位的一方，医务人员在医学知识掌握上占有绝对优势，他们要对不具有医学知识或缺乏某一方面医学知识的患者讲授有关医学知识，传递疾病的诊断、治疗以及转归等思想意识，使患者懂得一定的医学知识，从而对诊疗方案作出自己理性的选择，并积极配合医务人员共同完成诊疗任务，早日康复。但语言是人与人互通信息、传递信息的符号，只有当信息的接受者能够清楚地理解信息的内容，语言才是有效的。所以，医务人员与患者的口语表达就应该是双向互动的。医务人员如果不考虑患者接受信息时的反映，单纯地采用灌输式的单向沟通表达方式，毫不顾及患者的反应，那么这种语言沟通就只能是"沟而不通"。

可见，口语表达的过程是双方参与相互的沟通行为所构成的有机整体，是双向的互动过程。医务人员在与患者的口语沟通中，应该积极调动患者的能动性，使语言交流成为一种平等的互动过程。只有这样，医务人员与患者的口语表达才能真正起到传递信息、改变思想行为的目的。

2．具体性原则

医务人员与患者说话，其谈话对象、谈话内容、谈话目的的具体情况是不尽相同的。就对象而言，有的是初诊的病人，有的是复诊病人；有的是老人，有的是小孩；有的是妇女，有的是男士；有的文化程度高，懂得一些医学知识，有的文化程度低，对医学知识一无所知；有的好沟通，有的难于交流等。就谈话内容而言，有的是为了向患者了解病情、收集病史、查找病因，有的是为了告知患者诊断结果、诊疗方案，还有的是为了告诉患者每种疾病的预防及治疗方法。就目的而言，有的是为了征求患者对诊疗方案的意见，以便其作出最佳选择；有的是为了安慰患者、鼓励患者，以激发其战胜病魔的勇气，树立抗病信心；有的是为了进行语言暗示，实施心理疗法等。

基于这些不同特点，医务人员在与患者口语表达时就必须具体问题具体分析，针对不同对象、不同的谈话内容、不同的谈话目的采用不同的谈话技巧，切忌千篇一律。

（1）语言要因人因病而异。对不同职业、不同文化程度，或有不同疾病的人，谈话内容应该有所不同，有所选择。如对文化程度低的患者，说话要尽量通俗易懂、深入浅出，并多作耐心的解释，话不要说得晦涩难懂，更不能故弄玄虚。

（2）语言要因事因情而异。针对患者的不同情况、不同情绪，应该选择不同的谈话内容。如对情绪低落者应该设法开导，语言中以引导、开导为主，应该多些真诚、关怀、鼓励性的话；对情绪激动者应该设法加以稳定，语言中应该多些安慰、安抚性的话语，一定要避免使用刺激性语言，以免进一步刺激患者或激化矛盾。

（3）口语语言要因时因地而异。根据谈话的次数、时间的长短确定交谈的内容。如是初诊患者，第一次问病史语言就应该细致、全面，以后的交谈时间里则可进一步了解患者的心理状态及其他情况。时间可长可短，视具体情况而定。

（二）临床医学语言口语的表达技巧

1. 交谈的技巧

医患之间的口语交谈是临床医学语言中最普遍的一种形式，根据交谈所要达到的目的，可以采用不同的方式进行。一般有：

（1）主导式交谈。主导式交谈有助于发挥医务人员的积极主导性。这种交谈方式一般以医务人员发表见解为主，交谈时医务人员按照临床治疗的各种要求，以比较固定的方式和次序，向患者提出一些常规问题并要求患者逐一回答。在这种交谈中，医患双方的交流是单向而不是双向的，虽然表面也是一问一答的"互动"行为，但实质上医务人员处于主动地位，其权威得到充分的肯定，而患者处于被动地位并以服从为前提。这种交谈形式的优点是，可以充分发挥医务人员的积极作用，重点突出，谈话具有条理性，易于在短时间内全面、系统、准确地收集所需信息资料。可用于性格内向、不善言谈、文化水平略低、年纪稍大的患者，也可用于候诊患者较多的时候。但这种交谈方式的缺陷也是非常明显的，那就是不有利于调动患者的主动性。刻板、模式化的交谈方式也不利于广泛、深入了解病因和症状，不利于收集与疾病有关的外在因素；并且容易使患者产生医务人员在随便敷衍、应付的错觉。

（2）开放式交谈。开放式的交谈有助于交流领域的扩大，让医务人员获取尽可能多的信息。其优点是，比较灵活，不受主题的限制，患者可以有充分的"自主性"，能在自由、无拘束、无戒备的状态下倾吐自己的思想和情感。这有助于医务人员了解患者，掌握患者的真实体验，收集到对诊断有价值的信息资料。而且，患者在自由交谈中，把想说的话倾吐出来后，往往就减轻了心理负担、心理压力，这样就会感到心情舒畅和愉悦，就能增强对医务人员的信任和治疗的信心，并积极配合治疗。但这种交谈方式也有它的局限性，那就是需要的时间比较长，在候诊患者比较多的情况下是不宜采用的。

（3）启发式交谈。启发式交谈有助于患者抓住要点，确切地表达自己的问题和需要。由于口语表达能力的差异性，许多患者不知道怎样表述自己要谈的问题，或担心表述不着边际、不得要领，说不到点上会出现沉默；而有的患者则有可能因种种原因不愿说出自己的问题，或感到难以启齿而缄默不语。在这种情况下，医务人员也不能再连珠式的继续发问，而应该对他们的心理做快速简单的分析，并设法打破沉默局面，针对诊疗有价值的问题给予启发和劝导，努力消除患者的顾虑，让他们谈出和确切地描述自己的问题，以达到交谈的目的。

（4）讨论式交谈。讨论式交谈是医患双方共同围绕患者疾病或其他有关问题，坦率地发表各自的意见，并认真倾听对方意见，共同讨论研究有关疾病的诊疗问题的交谈方式。在这种交谈中医患双方有近似相等的权力和地位，医务人员认为患者的意见和认识不仅是需要的而且是有价值的。这种交谈方式有助于发挥患者的主动性和积极性，常用在有多种诊疗方法可供患者选择的时候，还适用于对慢性病患者诊疗等。

（5）疏导式交谈。疏导式交谈有助于解决患者的各种心理问题。这是心理治疗中最常用的谈话方式。通过疏导和劝慰让患者打开心结，放下心理包袱，以正确的态度面对疾病，增强与疾病抗争的勇气和信念。当然，这种交谈方式还可用于那些不能很好执行医嘱或"明知故犯"的患者。疏导式的交谈，可让患者懂得严格执行医嘱对治疗与康复的重要性，懂得这是有利于自己的身心健康的，从而主动、自觉地接受医务人员的指导去做好有关事情。

以上几种交谈方式在特定的适用范围内都是有效的，不存在先进与落后之分。临床医务人员应根据交谈情况灵活应用，甚至可以几种方式同时综合应用，切忌生搬硬套。可见，根据不同的患者，不同的谈话内容，采用不同的交谈方式对取得医患交谈的成效至关重要。

2. 提问的技巧

医患之间为了诊疗目的而进行的交谈属于专业访谈，专业访谈一般要避免随意性的提问，因为随意性的提问对采集信息资料不利。为了避免随意性的提问，医务人员可采用以下的提问技巧。

（1）开放式提问。如"您哪里不舒服？""上次为什么住院？"开放式提问可以概括地了解信息，能鼓励患者用多种思路回答问题，能采集更多信息。

（2）封闭式提问。如"是这里疼吗？"封闭式提问已经设定或假设了问题，回答的选择有限。

（3）假设式提问。如"不吃药就不会疼？"假设性提问可以探问对方的态度，引导新思路。

（4）清单式提问。"您说失眠是指入睡难，还是早醒？"清单式提问可以全面呈现各种问题，尽快获取大量信息。

（5）指导式提问。如"您没有……""我替您说说看……不是……"指导式提问可以提供对方缺少知觉的信息让患者确认。

（6）重复式提问。如"您是说……换句话说……"重复式提问可以通过反复询问确认信息的可靠性。

（7）追问式提问。如"后来呢？"追问式提问可以抓住对方话题收集进一步的信息。

3. 倾听的技巧

医务人员一定要牢牢记住，医患之间的交谈是双向的。因此，医务人员在与患者进行口语语言交流时，既要有说话的技巧，也要有听话的技巧，切忌不耐烦。因为在医患语言交流中，"听"的重要性并不亚于"说"。患者是疾病的直接受害者和体验者，是对自己疾病最有发言权的人，他最有资格对自己的疾病发表见解和看法，为医务人员准确地诊断提供第一手临床信息资料。所以，俗话才说"会说的不如会听的"。那么医务人员该如何倾听？

（1）聆听，不要随便打断。倾听在医患语言交流中，本是最基本也是最重要的一个环节，但却常常被忽视。根据世界卫生组织的调查显示：患者述说病症时每隔 19 秒就被打断。因此，医务人员要有耐心和抗干扰的准备，与患者调整适当的位置、姿势和距离，眼睛也要与患者互动地接触以表示真诚、耐心地在倾听他的述说，同时也是尊重患者的表现。如果在患者叙述时医务人员低头不视患者，这样既是对患者的轻视，也表现了自己羞怯；有意不注视患者，是种冷淡的表现；而从头到脚巡视患者，则会给对方被审察的糟糕感觉；面无悦色的斜睨患者，是鄙视患者的表现；目不转睛、眉飞色舞地盯着患者看，又是轻浮的表现；在患者述说时只注意手中活计、随意走动或干其他事情，是怠慢患者的表现；眼睛突起圆圆的瞪人，是警告与制止的表现。要聆听患者说话，不要随意插嘴打断谈话，无意中插话或有意打断患者说话，都是极不礼貌的举动，极易损伤患者的自尊心。一定要听完患者的话后再讲话，这样才显得稳重有礼。医务人员必须尽可能耐心、专心和关心地倾听患者的叙述。

（2）聆听并及时反馈。医务人员不仅要聆听，还要有所反应。如变换表情和眼神，点头，或简单的插一句"我听清楚了""嗯"等作出反馈，这样患者就会因得到肯定而继续讲下去。当患者述说苦衷时，要给予同情；当患者悲痛时，要好言安抚。总之，要让患者把话说完，这样患者心理才舒畅。

（3）认真体会重要话题。患者在叙述自己的病情时，由于语言表达能力的差异性，可能会出现以下一些情况：有的患者能够简单明了地就表达清楚；而一些患者则可能词不达意，吞吞吐吐，结结巴巴，或者谈话绕来绕去，讲半天让人不得要领。这时候医务人员首先要有耐心。其次不要让情感影响你去判断患者传送的信息。再次不要认为你听到的信息都是老套熟悉的，因为这不排除随时会有新信息的可能。所以，在倾听患者叙述时一定要对关注的重要话题认真体会，要注意理解患者说话的语气，注意理解语气背后的言外之意；未完全了解患者的意思前不要太快做出判断或答案。更不要害怕听到自己不懂、困难而模糊的信息，因为这些信息对诊断诊疗可能是至关重要的。

（4）灵活机动，及时提醒。如果患者的叙述没有时间序列概念，医务人员要提醒对表述的问题按时间先后排序；如果患者对自己病情表述不清或过度概括，医务人员要追问具体细节；如果病人一味追求检查项目，医务人员应提醒他求医要重诊断结果而不仅看检查项目。患者在求医时，时常会提出自己的预先设想，如用中药不要西药，或只要检查不需要治疗，或要求作一些特殊检查，或要求作住院或手术治疗等。医务人员在耐心听取其要求后，应该根据其实际病情，耐心作好解释工作，使患者了解自己的病情和需要采取的诊治方法。

（5）离题太远，巧妙引回。饱受病魔折磨的病人，往往担心医生没有专心听，疑虑和顾虑抱怨多，说话倾向于重复，此时尤其需要医生耐心。但由于时间的有限性，如果患者讲得离题太远，可以礼貌性地提醒患者，或者巧妙地把患者引向相关话题。

二、临床书面语言的表达技巧

书面语是指用文字写下来的话，是以文字记录的语言。书面语有多种形式，如写信、贴布告、发通知、写字条、讲课中的板书、拍电报等。但临床中的书面语言是对诊疗疾病过程的文字记录，主要是病历、处方、各种检查化验单等。

病历是临床工作的记录，无论是采集病史的问诊内容，还是手术前的谈话，抑或是重大疾病检查项目的决定，患者的同意后的签字都采用书面语的方式记录下来。因为"口说无凭，立字为据"，这也是一旦发生医患纠纷时的最有说服力的客观证据。

（一）病历的书写艺术

病历在临床医学中具有治疗性、科研性、教育性和法律性等本质特性，它是患者诊疗全过程的相关信息资料的记录，既是确定诊断、进行治疗、落实预防措施的资料，又是医务人员诊治疾病水平的评估依据，也是患者再次患病时诊断和治疗的重要参考材料，还是医学教学、科研、医疗技术鉴定的重要档案材料，处理医患矛盾的重要凭据，同时，也在一定程度上反映出医院管理水平的高低。因此，书写病历时一定要实事求是、严肃认真、科学严谨、一丝不苟。要做到写得清楚、明白、简练，还要做到用词准确、语法严谨、有良好的修辞和清楚的标点等，要尽量避免用词不当、病句错词，以免造成理解困难，或产生误解，造成不良后果。具体要求如下：

（1）病历应该用钢笔书写，词句应通顺、完整、简练、准确，内容重点突出，字迹清楚，标点符号正确，不得涂改或粘贴，避免错别字，不得使用自创字。

（2）病历记录应该准确、完整、客观。与疾病有关的资料信息不能遗漏，相关检查报告也应该有相应的记录。

（3）涉及的相关病名、药名，除无正式名称的外，一律用中文书写，不准滥用各种符号和自创中英文词组。

（4）书写病历时应运用医学术语，避免用方言、土语。

（5）住院病人的病历中，对初步诊断的不能笼统地写"发热待查"、"昏迷待查"等，而应将可能性较大的诊断名称或需要排除的疾病，按主次先后排列书写。

（6）家庭病床的病人的病历应一样按照住院病人的病历格式、内容来书写，不得简化。

（7）完整病历、住院记录、再次住院病历应在病人入院 24 小时内完成。急诊病人要立即写出病历，如果确实因抢救不能完成时，应及时书写首次病程记录，待病情允许时再完成住院病历，但不能超过 48 小时。

（8）各级医师书写病历应签全名，并冠以专业技术职务。签字的位置应在病历的右下部分，签字应工整、清晰可认。

（9）病案首页应按卫生部或上级部门要求的统一格式、统一内容填写。

（10）各种病历记录均应注明确切日期，必要时还应注明时间。每张病历纸均须在首行横线上填写患者姓名、年龄、科别、病案号及在横线下写清页码。

这只是一般病历的书写要求，具体到不同的科室还有不同的要求。

（二）处方的书写艺术

处方的书写要求有：

（1）处方记载的患者一般项目应清晰、完整，并与病历记载相一致。

（2）每张处方只限于一名患者的用药。

（3）处方字迹应当清楚，不得涂改。如有修改，必须在修改处签名及注明修改日期。

（4）处方一律用规范的中文或英文名称书写。医疗、预防、保健机构或医师、药师不得自行编制药品缩写名或用代号。书写药品名称、剂量、规格、用法、用量要准确规范，不得使用"遵医嘱"、"自用"等含糊不清字句。

（5）年龄必须写实足年龄，婴幼儿写日、月龄。必要时，婴幼儿要注明体重。西药、中成药、中药饮片要分别开具处方。

（6）西药、中成药处方，每一种药品须另起一行。每张处方不得超过 5 种药品。

（7）中药饮片处方的书写，可按君、臣、佐、使的顺序排列；药物调剂、煎煮的特殊要求注明在药品之后上方，并加括号，如布包、先煎、后下等；对药物的产地、炮制有特殊要求，应在药名之前写出。

（8）用量。一般应按照药品说明书中的常用剂量使用，特殊情况需超剂量使用时，应注明原因并再次签名。

（9）为便于药学专业技术人员审核处方，医师开具处方时，除特殊情况外必须注明临床诊断。

（10）开具处方后的空白处应画一斜线，以示处方完毕。

（11）处方医师的签名式样和专用签章必须与在药学部门留样备查的式样相一致，不得任意改动，否则应重新登记留样备案。

（12）处方开毕需认真复查一遍，确保无误后再交给病人或其陪同家属去药剂科取药。

三、医务人员语言禁忌

俗话说："良言一句三冬暖，恶语伤人六月寒。"一句话可把人说笑，一句话也能把人说恼。发自医务人员内心真诚的一句贴切体己的话，一句文明语言能使患者病不治自愈三分，并保持心理平衡，增强战胜疾病的信心与勇气。同样，医务人员一句有悖于医生职业道德的话语，一句用词不当的话，不仅会损害医务人员的形象，而且不利于病人的身心健康，还可能引发医疗纠纷。可见，医务人员不仅要知道和掌握该说什么，还要知道和掌握不该说什么。临床医学语言中，把那些在病人面前不能这样或那样说的话称作临床医学语言禁忌。归纳起来，有以下几类。

1. 称谓禁忌

称谓是人们为了表示相互间的某种关系，或为了表示身份、地位、职业的区别而使用的一些称呼。称谓禁忌指的是在称谓上应该避免的，不应该出现的失误。

中国自古就以礼仪之邦著称于世。作为礼仪之邦的国度，历来讲究尊老爱幼、长幼有序，尤其是在称谓上更要体现辈分之别，一定要以尊称称谓。如"爷爷""奶奶""叔叔""伯伯""姐姐""同志""先生""小姐"……对长辈是很忌讳直呼其名的。

但在临床中，由于医疗活动的特殊性，在许多场合为了医学的需要必须直呼其名。如在药房发药时，注射室给患者注射时，为了防止张冠李戴，防止发错药打错针，医务人员因工作需要必须核实注射患者的名字，这时候就不能不直呼患者的名字了。这时候直呼患者名字，患者是能够接受和理解的，不构成对患者的伤害。称谓患者时忌讳用"床号"代替名字，也忌讳用"喂"来跟患者打招呼，也不能用"病名"来代替患者名字。如，"那个感冒的过来一下"，"那个得癌症的过来验血"等。

2. 谈话内容的禁忌

在医患交流中，所交谈的内容可能涉及许多方面，有些是患者极不愿意让他人知道的内容，只因为为了解除疾病困扰，也是出于对医生崇高职业的信任，他们才把这些话告知了医务人员，因而患者非常忌讳医务人员把他们的隐私秘密随便向无关人员讲述。在医患交谈中，应该观察注意患者有什么忌讳的，如对方的身体缺陷、民族禁忌、伤心事等。否则会引起对方的反感、愤怒、反抗，伤害患者。尤其是对有心理问题、精神疾患的患者，更要仔细观察其诱因，避免不当的言词刺激患者，引起疾病暴发，加重其病情。在临终病人面前，如果对方不能正确面对死亡，一般就不要在其面前提到"死"字。当然，现代许多人主张"生得安乐，死得安详"，主张像对待生一样的对待死。因此，他们希望了解更多的死亡知识，以便自然、坦然地面对即将到来的死亡。在这种情况下，医务人员可以在给予他们必要的心理支持下，与他们一起正常地谈论死亡。但也要注意循序渐进、注意词句的使用。

3. 凶祸词语的禁忌

中国人在说话时都希望借一些词语图个吉利，这种心理不仅仅是迷信不迷信的问题，而是人们正常的心理希望的表现而已；图个"好"怎么也比图个"歹"强啊，这是正常的心理反应。在这种心理影响下，人们很自然就产生了"说凶即凶，说祸即祸"心理，就此很忌讳提到凶祸之类的字眼。医务人员虽然是唯物主义者，并不相信这些，但当这些忌讳已经成为不少中国人的一种习俗后，我们就必须学会尊重它们。因此，医务人员在不得不对患者讲到"死"、"残疾"、"可怕的后遗症"等"不吉利"的话时，一定要先想好如何讲、怎样措辞、怎样讲能让患者理智地接受而不是犯禁忌，切忌张口就在患者面前讲这些"不吉利"的话。

4. 服务用语禁忌

医疗卫生行业属于服务性行业，临床医学更是对患者服务的主阵地，因此医务人员在用语上必须准确、科学、文明礼貌。只有努力提高自己的语言修养、交流技巧，才能提高自己的服务意识、服务水平、服务质量。为此就应懂得在服务过程中话该怎样说、不该怎样说、了解服务用语禁忌。（具体内容可参见，2002 年由云南省卫生厅、昆明医学院、云南省伦理学会合编，云南科技出版社出版的《医院文明用语规范》，本书从医院挂号室到每个科室的文明用语都有详细的要求，该怎样说，不该怎样说都一一作了列举，是一本很适用的医务人员服务用语规范守则）

（李秋心）

医患非语言沟通

第八章

第一节　非语言沟通

一、概　念

非语言沟通是人们运用表情、手势、眼神、触摸、时间、空间等非语言手段，以他人的空间距离为载体进行的信息传递。非语言沟通是人们对非语言手段的具体运用，运用非语言手段相互沟通思想、表达感情、传递信息，以求达到某种目的一种社会活动。非语言沟通是人际沟通的重要方式，是语言沟通的自然流露和重要补充，也是无声语言沟通的一种方式。

非语言沟通是一种辅助性的交际工具，相对于语言而言是伴随性的语言。人的动作行为进入交际环境就有了表情达意的作用。研究非语言沟通对现实医患交际沟通有着十分重要的作用。人体是信息的发射站，在临床诊治过程中，医患双方身体的每一个活动部分几乎都在向对方传递一种信息。许多情况下，医患之间的交往在运用语言来表达、交流思想情感的同时，常常还借助于表情、行为、姿态等非语言沟通手段，以对语言表达给予补充、配合、深化。比如，医务人员需要借助于非语言沟通对病人姿态作观察，并结合病人的语言表达去认识病人、认识疾病：同样，病人也需要通过对医务人员的言行观察来了解医务人员。

二、特　点

1. 连贯性

就非语言交际符号本身而言，很少有某种符号孤立地去表情达意，尤其是身势情态语，往往以一两种符号手段为主，辅以多种形态的协调配合，综合构成一束信息，使接受信息的一方能全面译解，准确掌握传送来的密码。这一系列过程，即为非语言沟通的连贯性。例如汉语中的许多成语——"笑逐颜开"、"愁眉苦脸"、"手舞足蹈"等，都形象生动地说明了非语言沟通的这一特点。在实际的沟通过程中，非语言交际符号一般出现于精细繁杂的表意丛中。这些表意丛包括：语言、语调、姿势，客体和主体，其他面部器官。肢体、身躯均围绕手势而协调配合，综合构成的一种身势符号。

2. 共同性

非语言沟通表明情感和态度，面部表情、手势、形体动作及使用目光的方式，都向他人传递着我们的情感和情绪。人们表达喜悦、高兴的感情几乎都是用笑的形式；表达痛苦、悲哀的感情几乎是用哭的形式。暴跳如雷意味着愤怒，笑逐颜开意味着喜悦，手舞足蹈意味着兴奋，愁眉苦脸意味着苦恼，含情脉脉意味着爱慕。可见非语言体态语是不同文化背景、生活环境的人们通用的交际手段。

3．真实性

非语言沟通在大多数情况下是配合语言发挥作用的。人们在说某一件事时，为了更加形象、准确地表达，常常既说之于口又示之以态。因此，非语言沟通大多具有一定的真实性。非语言体态是身体受外界刺激的本能反应，愈是无意识的体态语，其真实性越强。实际生活中，人们在进行交谈时，总是自主或不自主地伴随着一系列的面部表情、身姿与体位的变化。我们从其一系列的身体语言中可以看出说话人的气质和行为习惯。

医务人员只要了解非语言沟通的真实性特点，在医疗实践中多观察病案，就能掌握意志控制与实际病情，体态表现与内心真实之间的内在联系，从而在医务工作中辨清真伪，明察秋毫，正确诊断。

4．文化性

许多非语言行为是在孩童时期学到，并由父母和其他相关群体传授的。在经历特定成长过程，人们接纳自己所在文化群体的特性和风格。在大多数文化中，男性的非语言行为和女性是有区别的。不论是女孩还是妇女，坐着时靠得更近，相互直视对方；而男孩和成年男性则相互错开而坐，不直接甚至不看对方。男性通常以一种放松的、手脚伸展的方式坐着，不管是在男子群体中还是在男女混合群体中。相比之下，当女性在混合群体中的坐姿完全是女性化的；在女性群体中时，她也会手脚伸展、放松地坐着。

5．复杂性

非语言交际的内因和外因是千变万化的，时间、地点、场合、对象、心情等，随时都可能发生变化，而这些变化着的因素又时刻影响着人们的交际行为。在疾病的诊疗过程中，不能用孤立的、静止的方法，而要根据诊疗内容、诊疗环境、诊疗对象、诊疗目的，准确而恰当地运用非语言体态，使语言和非语言有机结合，以准确表达患者病情和思想愿望，不断提高诊疗水平和服务能力。

6．相似性

语言中的表意文字（如汉字）在产生的初始阶段均具有某种相似性（如日、月、山、水），但一旦成熟便逐步远离相似性，而表音文字（除拟声词）则没有相似性。人际沟通中，人们常常将语言交际符号转化成与之相应的可供选用的某些非语言符号，这一种转换称之为相似性。在某些特定的情况下，非语言交际符号可代替言语交际符号进行沟通，即由"语言"转换为"非语言"。例如：竖起食指可以代表数字"1"，伸出双臂上下扇动可代表鸟飞，用双手可以表示某一物件的大小或形状等。在我们大家都很熟悉的中央电视台"幸运52"栏目中，"猜猜看"这一版块便是相似性的具体体现。

在实际的人类活动中，交际主体有时忽而运用某种非语言符号表示一种意思，忽而又使用另一种非语言符号表示与之同样的意思。无论其有意还是无意，都可以是一种转换，一种随机性与任意性的转换，都与语言符号的相似性这一特点不可分割。可见，符号与实物相似大都存在于非语言符号之中，它们相互结合、相互交叉、相互制约、相互伴随，与言语交际符号一同构成实际的交流信息。汉语中的许多成语都生动形象地说明了非语言沟通的这一特点。例如"笑逐颜开"、"愁眉苦脸"所概括的面部情态，都是以"眼语"为体，并辅以口、唇、齿、鼻、眼、腮、眉、额（额上的皱纹）等器官，部位的相应动作，情态综合组成的非语言交际符号。"手舞足蹈"，不仅是指身姿动作的符号，而且也包括面部各器官的表现。而"指手画脚"则是以手势符号为主来表现与之相关的内涵。

7．多义性

非语言符号在不同的民族、不同的地区和不同的境况有不同的解释，这称为多义性。

（1）不同的民族有着不同的文化背景和生活习惯，因此不同的民族具有不同的非语言交际符号。

单就手势符号而言，各民族之间存在着许多明显的差别。一位心理学家在环球旅行时有过调查：在1小时的谈话中，芬兰人做手势1次，意大利人是80次，法国人120次，墨西哥人多达180次。俄罗斯人表露自己感情的方式比较矜持，认为说话时指手划脚是缺乏修养的表现。然而，在西班牙和拉美等民族中，人们在说话时不时地加上双手和头部的动作以及面部表情，用来加强说话的语气，营造沟通的气氛。不仅不同的民族在表示同一概念时会使用不同的非语言符号，而且同一种非语言符号对于不同民族的人则往往具有不同的含义。例如：俄罗斯人把手指放在喉咙上，表示"吃饱了"；而日本人做出这样的手势，则表示被"炒了鱿鱼"。当要提醒别人"当心"或"注意"时，意大利、西班牙及拉丁美洲一些民族的人是用左手食指放在眼睑上往外一抽；而澳大利亚，与此同样的动作，则是用以表示轻蔑不恭。我们知道中国人称赞对方时会竖起大拇指，而日本人竖起大拇指则表示"老爷子"；欧洲人站立在路旁伸大拇指，则表示要"搭车"，我们中国人则是举手示意就行了。所有这些，都反映着不同民族背景条件下非语言交际符号的差别。

（2）非语言符号就如同语言交际符号一样，在特定的语境中表意极为明确，而脱离开特定的语境，则只能是一个模糊的意向。

比如同样是"点头示意"这个非语言符号，它既可以表示"答应"、"同意"、"好吧"、"就这么办"，也可以解释为"我明白了"、"知道了"，甚至还可以理解成"你来一下"、"请你过来"、"叫你呢"等。有些词语其语义不够明确，只有在特定的条件下，对方才能明白。再比如"双臂交叉，一动不动地站着"这一无声的姿态，其语义也带有一定的模糊性。这个非语言符号可理解为正在深思熟虑，也可理解为是一种紧张害怕的表现，还可理解为是一种不愿苟同的信号。如果我们将这一非语言符号置于特定的语境中，它所蕴含的意义和传递的信息就不难把握了。反之，如果我们置具体的语境而不顾，孤立地译解某一非语言符号传递出的信息，则往往会出现曲解、误会乃至完全理解错误，进而严重地妨碍信息的有效传递和正常沟通效果。

8．通义性

在现实生活中，我们会发现，基本的非语言符号在不同民族、不同地位、不同肤色之间，能被不同语言、不同文化背景的人们所共同接受，并能译解出一致或接近的含义。非语言沟通信息，几乎可以称之为"世界语"。要认识文字、听懂语言，必须经过努力学习，接受系统的教育。对于母语之外的语言，更是如此。但是对于非语言符号的解读和理解，似乎无须接受专门教育。这是因为人类共同生活在同一星球，谋生的基本方式及语言思维的基本方式都很类似。比如说，当某人迷路或偶然落入不同语言的人群环境时，竟然也能获得必要的理解和许多帮助。如婴儿的啼哭，不论哪个民族，不论文化背景如何，母亲都会得到相同的信息，及时给予喂奶和爱抚。还有，向他人做出恫吓或威胁的姿态，表示乞求或可怜的行为，做出欢迎或喜爱的动作，不同国家的人都用相同的身体符号来表达，相互之间都会有相同、相近的理解。基于生理和心理本能的相似性，都会通过生活遗传、社会传承与扩散的方式，使某些具有共性的非语言符号流传至今，并且在一定程度上使这种通义性有所扩大。正是由于非语言沟通具有通义性的特点，所以人类的跨文化交际才能够成为现实。

9. 协同性

各种非语言信息在沟通中相互关联、互为依托、协调一致被称为非语言沟通的协同性。非语言交际符号之所以产生、传承和发展，其最基本的原因就在于它存在一定的功利性，而实现功利性则需要用一种符号形式来辅助和伴随，或在特定条件下直接代替语言进行交际、传递信息。哺乳时，婴儿吃饱了，嘴唇就会离开母亲的乳房，甚至会摇头示意，如果强迫他吃奶，还会以哭来表示拒绝。再比如，旧时的粮行、骡马市场，商人们往往流行一种"袖里吞金"式的手势暗语，既隐蔽又巧妙，通过手指的动作报出价格，讨价还价，实行交易。它可以避免"隔墙有耳"泄露商业机密，防止有人从中作梗破坏交易。其实，在当今的市场商战中，我们也不难发现各种传递着微妙信息的非语言符号。如果否认这种协同性，其交际就会受到干扰、怀疑，难以如愿。在著名相声演员侯耀文说的相声里，曾讲了这样一段故事：在一次机关反腐倡廉会议上，一位领导向他的一位朋友暗示，先伸出三个指头，又用一个食指对着他这个手势语，让他的这个朋友，惶惶不安，诚惶诚恐，误以为说他有三个问题，要及早交代。他苦思冥想了多少个日日夜夜，也不知道指的是哪三个问题，直至吓得卧床不起后，那位领导去看他，才明白当时所传递的信息是：约他当晚打麻将，因为三缺一让他一定要去。结果他领会错了，这就是缺乏协同性的表现。然而现实中的非语言符号大多是协调一致地传递的。比如当你愤怒至极时，尽管竭力克制，但从你额头沁出的汗珠，似冒火光的眼神，以及狮吼般的嗓音，急促的喘气，抖动的身躯等非语言信息，都会协同一致地表现出来，使你的感情暴露无遗。当你为迷路者指示路径时，你的眼睛、表情、身体也会随着手臂的指向配合行动。

10. 及时性

及时性是指非语言信息未经思考就立即作出的习惯性动作和条件反射。这一反应是无意识或下意识而自然表现出来的动作情态符号。诸如哭、笑、怒的面部表情符号，几乎能够为人类所共同认识。其原因之一就在于它们具有习惯性。驾驶汽车，红灯一亮即踩刹车；看电影、电视，一出现人体的敏感部位，观看的人瞳孔立即会放大；一看到美味佳肴，饥饿的人就忍不住要流出口水；突然一声巨响，听到的人往往会身不由己地大惊失色。这都是条件反射的结果。可见，输出非语言符号，具有一种习惯性，也是人体神经正常的标志，而延时反应，则可能是不正常的表现。

11. 心理性

非语言符号的心理性是指非语言符号在具体的语境中直接体现的人的心态。交通信号直接给予对方心理上的刺激，作用于对方意识的过程。在日常生活中，我们都能从人的各种身势情态符号、服饰仪表符号所传递的信息中分析出人的气质、个性，其原因就在于非言语交际符号具有显著的心理性。在近体交际过程中，许多人会以人体热量作为非语言符号刺激对方的心理而发生交际作用。如当一个人双手、双足冻得麻木时，伙伴或友人将其手或脚捧到自己的怀中，以自身的体温去温暖其冻得麻木的手脚同时，也温暖对方的心，融合了彼此感情。这虽然是无声的动作，却也是一种强烈的心理刺激；此时此刻与对方最容易沟通思想、感情。这时非语言符号所传递的信息往往无需使用言语符号就可以得到深刻明确的理解，达到了"此时无声胜有声"的境界。例如：我们在日常的生活中常用的"握手"这一非语言符号，在两位朋友有误会时，既可以表示礼貌又可以起到相互谅解的作用。此外，诸如抚摸、拥抱、接吻这类无声的动作行为，均会使双方心理上产生强烈的刺激作用。

三、非语言沟通的意义

人际沟通是一门理论和实用并重的新兴学科，而其中非语言沟通是必不可少的。因此，我们必须加强对非语言沟通的认知和运用，认识它在社会生活中具有的重要意义。

1. 有助于情感表达，增强沟通效果

人们常说"言行一致""身教胜于言传"。我们知道，如果有声语言与非语言存在差异时，真正反映人们真实心态的就是非语言符号了。因为非语言符号大都是心理活动和内在气质的真实表露。因此，作为医务工作者更要重视自己的非语言行为对病人的影响。首先必须具有扎实的理论知识和娴熟的服务技能；其次应从行为举止、服务态度、工作责任心上重视培养和树立良好的职业素质和崇高的职业道德，这样才能得到病人的信任，以此建立起良好的医患关系。

与此同时，还必须善于观察和理解病人的非语言行为反应，从他们的语音、语调、面部表情和身体姿势等方面，洞察他们内心的感受而获得真实的信息，以便于及时与病人沟通，达到有效的身心医治。

2. 有助于促进自身素质的提高

非语言沟通是人际沟通的重要表现形式，也是医患交往的基本方式之一，通过高超的沟通技巧去同患者沟通，为病人提供满意的服务，同时也可以达到提高自身素养的目的。良好的行为可以产生积极的作用，它能使人明了事理，增强信心，获取心理的满足与需求，有益于健康。可见医务工作者的行为举止，不仅关系到文明礼貌、人际关系，而且也直接影响着病人的身心健康，从中也体现着医务工作者自身素质的好坏。

3. 有助于个人形象和社会生活的美化

个人形象是指一个人的仪容、表情、举止、服饰、谈吐和教养的集合。掌握和运用好非语言沟通，无疑将有益于人们更好、更规范地设计和树立好个人形象，更充分地展示个人的

良好教养与优雅的风度。当人们都能重视美化自身，人人以礼待人时，人与人之间将会更加和睦，生活也将变得更加温馨、美好。这里，非语言沟通的作用就不仅是美化自身了，还会美化社会生活。

4．有助于净化社会风气，推进社会主义精神文明建设

一般而言，人们的教养程度反映着素质的高低，而素质的好与不好又体现于教养之中，而个人教养又集中反映在礼仪上。就是说，一个人、一个单位、一个国家的礼仪水准，往往反映着其文明程度和整体素质与教养。当前，我国正在大力推进社会主义精神文明建设，要求全体公民讲文明、讲礼貌、讲卫生、讲秩序、讲道德，以创造心灵美、语言美、行为美、环境美的社会风貌。重视和规范非语言沟通的符号，将有助于净化社会风气，推进社会主义精神文明的建设。

第二节　非语言沟通的分类

一、动态语言

即体态语言，是以身体动作表示意义的沟通形式。许多研究表明，我们也许能停止有声语言的传递，但不能停止身体语言的传出，我们的姿势动作总是有意无意地"泄露"我们内心的秘密和蕴藏的信息。

1．头　语

头语是人们经常使用的一个动作姿势，它往往能简洁明快地表意。

（1）点头：可以表示多种含义。它有表示赞成、肯定的意思，有表示理解的意思，有表示承认的意思等。在某些场合，比如骑车迎面碰到熟人不便下车讲话时，点点头表示礼貌、问候，不失为是一种优雅的社交动作语言。

（2）摇头：一般表示拒绝、否定的意思。在一些特定的背景条件下，轻微地摇头还有沉思的含义和不可以、不行的暗示。

（3）仰头：则是表示思考和犹豫的意思。如果你向领导请示一件事时，没有马上得到回答，而见对方仰头时，无疑在暗示你——等等，让我好好想一想再说；或者是表示这个问题需要斟酌，还不能马上答复你。

（4）低头：则有两种含义。一是陷入沉思时会低头，表示精力很集中；一是受到批评、指责或训斥，或自己理屈词穷时会低头，表示认错、羞愧。头部动作所表示的含义也十分细腻，需根据头部动作的程度，结合人际沟通的语言沟通来确定意思。

2．手　语

打手势也是说话的一种工具，可以表达丰富的意思。它是体态语言的主要表现形式，使用频率很高，变化形式也最多。我们可从双手的动作、位置以及紧张的状况中察看出不同的寓意。如：摊开双手表示真诚、坦率，不会有假；被人无端责备后，紧握双拳显示出反抗的情绪或有报复的念头；而在胸前摊开双手则表现出无可奈何的心情。有的人坐着时，习惯地将双臂交叉于胸前，甚至一拇指跷起，指向上方，说明既有防备和敌对情绪，又目中无人、唯我独尊。不同的手势所表达着不同的思想、情感和意图。大体上可把它分为四种。

（1）指示手势。一般是指人或事物所处的方向和位置，它可增加真实感和亲切感。比如：当你向他人问路时，热心的指路人在告诉你信息的同时会用手指示你去的地方在哪个方向；当我们请一个人坐下时，往往伸出手来提示他应坐在哪里方便相互交谈。

（2）情意手势。是用以表达感情的一种手的动作。比如：感觉天冷时捂耳朵，搓手心手背，是防冷御寒；而平时搓手掌，则往往表示人们对某一事情结局的一种急切期待心情。如果用力挥舞拳头是表示义愤填膺，若拍手鼓掌就是表示热烈欢迎和衷心感谢了。

（3）象形手势。是用以模拟人或物的形状、体积、高度等的手势，它能给人以具体明确的印象。这种手势有时可能略带夸张，但运用起来往往与语言同步进行，所以只求神似，不宜过分机械模仿。

（4）象征手势。常用以表现某些抽象概念。人们常常在讲述某一事物时用手作出生动具体的比划，使听众不仅易于理解，而且能产生某种意境并产生共鸣。如讲故事、说笑话、演讲、辩论时配合的许多手势。

3. 身体语言

身体语言主要指身体姿势显示出的气质。人体的姿态可以反映出一个人的文化修养和品味，这是因为人的每一种身姿都是人们心理状态和生理状况信息的外化。优美的身姿能反映出一个人良好的思想意境和情感世界，并能成为调动他人情绪的有力手段，也最能表现出不凡的风度。如：一个充满自信、思想豁达的人，常常表现出直挺的姿势，人们会赞美他很潇洒。一个颓伤、忧郁、缺乏信心的人，则常是垂头、屈身，表现出一副卑躬屈膝和倒霉的样子来。常言道：坐有坐像，站有站姿。一个人不论写字、走路还是就座持物的人际沟通姿势，都能相当接近表达出他的个性。还有，姿态动作总是跟其他人的存在相关联，而变化的实质则取决于他们之间的关系。如：同样一个人与上级沟通时的身姿和同下级沟通时的动作则会有所区别。

4. 面部表情

面部表情是指人们在社交中，由外部环境和心理活动的双重作用而引起嘴唇、颜面和眼部肌肉的生理变化所表现出来的各种情绪状态，从而实现表情达意，感染他人的一种信息手段，这是非语言沟通中最丰富的一种。许多细微复杂的情感，都能通过面部的变化来传情，它对口语表达起着解释和强化的作用。著名社会心理学家伯德惠斯·戴尔说，人的脸能做出大约25万种不同的表情。同样是笑，就有微笑、憨笑、苦笑、奸笑、冷笑等多种变化。在嘴、唇、眉、眼和脸部肌肉等方面也都能表现出许多微妙而复杂的差别。

（1）表情与情绪。人们恐惧、快乐、惊讶、气愤、厌恶、悲痛等感情的表达多数都能从面部体现出来。

（2）表情与眼神。人们听话时，他会注视讲话者；当讲话者搜索诗句时，他会避开目光转向空间；当听话人对讲话内容有兴趣时，会长久注视讲话人；当与地位低的人交谈时，他会减少目光接触；当有人一次盯视我们长达 10 秒钟以上，我们就会感到不舒服。

"眼睛比嘴巴更会说话"，通过眼神，可能把内心的激情、学识、品德、情操、审美情趣等传递给别人，达到互相沟通的目的。不同的眼神，给人以不同的印象，眼神坚定明澈，使人感到坦荡、善良、天真；眼神阴暗狡黠，给人以虚伪、狭隘、刁奸之感；左顾右盼，表示心慌意乱；翘首仰视，显得凝思高傲；低头俯视，则表露胆怯、害羞。我们从不同的眼神、眼睛看物的方向，盯着物体时间的长短，可以识别出各种人在不同场合下的内心隐秘。由此可见，同其他非语言交流形式相比，目光接触，变化无穷，显得更加深沉，不容易捉摸。

一般情况下，目光接触常用于以下两种情况：

一是常用于调整谈话。转移目光一般是为了预防反问和打扰，而抬起目光则标志着一个问题的结束并允许其他人发言。

二是表明对事物有无兴趣。如对某人讲的话特别感兴趣时，肯定有较长时间的目光接触；而避免或中断目光接触，通常是对一个人不感兴趣的表示。

但仅凭上述两点去推测一个人的心理是远远不够的，要想抓住其真实心理，还需根据一个人的性格进行分析。如害羞或害怕，也可能避免目光接触。同样，一个人目不转睛直视人的眼神，究竟是心肠刚直，还是反抗心理的表露，或者另有其他想法，则需要参照特定的客观条件才能做出较为准确判断。相反，不敢直视对方的人，也不能一概而论都是居心叵测、图谋不轨之人。

医务人员在与服务对象沟通时，要学会善于运用目光接触的技巧。一般来说，目光大体在对方的嘴、头顶和脸颊两侧这个范围为好，这样可以给对方一种恰当而有礼貌的感觉，当然，与此同时表情一定要显得真诚一点、自然一些。若目光范围很小，比如死死盯住对方的眼睛，则会使对方感到窘迫、透不过气来，甚至有话也说不出来；若目光盯视范围过大，脸侧向一边，或上或下，甚至扭头向后看时，就会给对方造成你漫不经心、不在意、不重视或鄙夷不屑的感觉。

一般来讲，在病人的心目中，医务人员无论年龄大小，资历深浅，都会被看做是他们健康的保护者，生命的延续者。因此，医护人员在与病人交谈时，应熟练运用目光表示出一种亲和力。以成熟的、充满爱心的心理状态和像体贴孩子一样对待每一位患者。只有以保护者的姿态、柔和的目光审视病人的眼睛，才能使他们从你的眼神中得到安慰和鼓励，从而树立起战胜疾病的勇气和信心。

医务人员和常人一样都有七情六欲、喜怒哀乐。但绝不能将自己不良的心情通过眼神和面部表情在病患者面前随意表露出来，从而引发病人的不良心态，降低他们的求治欲。这一点应引起广大医务人员的高度重视，一定要杜绝这种情况的发生。因为"救死扶伤"是医务人员的天职，保持病患者的心理平衡，帮助他们尽快康复是医务人员的职责。

5. 人体触摸

人体触摸指人与人之间的皮肤接触。正确接触对方的某些部位，是传达自己感情最贴切的沟通方式，恰当的触摸会产生良好的效果。可以说触摸作为沟通的一种象征性手段，可以用来表述你对对方的一片真诚。一般来说，它具有职业性、礼貌性、友爱性、情爱性等多种交流方式。

（1）职业性接触：指由于工作关系而采用的身体之间接触。在医患、护患之间，医务人员为患者体检的触诊是医源性人体接触，它体现一种关怀。如：当病人诉说头痛或发病时，我们用手触病人的额头时，他的心态就会好一点；手术时病人呈现紧张状态时，我们握住他的手便会使其思想放松，稳定情绪，减少恐惧。

（2）礼貌性接触：指表示尊重对方的身体接触。如：两国元首之间的会见，往往相互拥抱以示友好；社交中亲友及同事的握手，则表示欢迎、问好。

（3）友爱性接触：指表示关系亲密的身体接触。如：老朋友、老同事们久别重逢，两手紧紧相握、拍肩、拥抱；儿子搀扶着父母行走、旅游；好朋友牵着手一同逛商店，相互挽着胳膊或拉着手逛街等，都表示了友好的关系。

（4）情爱性接触：指表示亲情、爱意关系的身体接触。如：母亲抚弄小宝宝时贴贴脸、摸摸小脚丫、拍拍屁股等，都表达着一种浓浓的爱意；情侣之间手拉手、臂挽臂、搂着腰旅游，逛商店或在公园的树林浓密之处拥抱、亲吻，都表达了一种深深的爱恋。

人体触摸可以传递地位信息。一般来讲，主动触摸对方的人，往往是地位较高或年长之人，而且两人之间是没有障碍和矛盾的。如：教授拍拍学生的肩，老板拍拍雇员的背，大人抚摸小孩的身体等。通常地位低的人往往希望得到地位高的人爱抚。

人体触摸有时可以传递安全信息。这样的触摸，可使接受者有种慰藉感、舒服感、满足感和受保护感。此外，通过人体触摸还可以传递五种不同的情绪，即：关心、照顾、害怕、生气和逗乐。

皮肤接触与心理状态有密切关系。它是人体直接感知外界的重要媒介，是一种富有影响力的沟通方式。医务人员是病人的希望，所以运用恰当的肌肤接触，可加强人与人之间的感情，同时还表达了关心与同情的职业情感，是一种无声的安慰，这种触摸动作往往会起到比语言更大的作用。

但是，在实际的医务工作中，医务人员一定要谨慎而有选择地使用这种沟通方式，必须注意病人的性别、年龄、社会地位和文化背景等。一般情况下，触摸方式多用于老人、妇女、儿童等病人，以免引起误会和反感。

二、静态语言

静态语是指以空间环境、时间控制及服饰等一些处于相对稳定状态的信息传递。它可反映人的思想感情和文化修养的外在气质，也是人们保持良好风度和素养的关键所在。

（一）空间效应（包括个人空间和距离）

1. 个人空间

个人空间亦称为个人世界。是指个体在沟通中所处的单独环境，也可说是单独的领域范围。个人空间一旦受到侵扰，个体就会感到恼火和为难。即使是最亲密的人，也不容侵犯其隐私。又如：有人曾对手术后的病人做过调查，结果表明，病人非常希望早日离开抢救室，回到属于自己的病房。病人在医院这个特殊环境中，难免会感到压抑，不仅期盼得到及时的诊断、有效的治疗，而且还需要在生活中与他人进行交流和联系。

（1）尊重患者就要使他们拥有活动的空间，不要触及个人的物品和隐私权，给患者一定的自主权。允许他们在属于自己的空间领域里自由活动、自主决策。如控制门窗、电灯的开关。

（2）掌握患者的个性特征。对直接或间接影响个人空间的一些活动，要及时给予必要的说明和解释。如：护士在进行手术前的皮肤准备、清洁灌肠等治疗性操作时，应尽量避免过多地暴露病人的身体，以让病人把对不得已而触犯他个人空间所产生的不适感降到最低限度。如可用拉住窗帘，或用屏风遮挡或用被单遮盖等方式，来少暴露病人裸露的身躯等。

（3）对有心理障碍的患者，要充分理解，热情帮助。人际交往的最基本形式是面对面的，一些生理有缺陷的人，内心非常渴望得到他人的尊重与理解、关心与帮助。这需要我们以真诚的态度，面对他们、关爱他们，把他们作为群体中的正常人一样看待，引导他们以正常人的心态在人际交往的圈内互相帮助和发挥作用。让他们认识到在一人世界里，人的心灵没法长大，长大的心灵也会退化、萎缩，人们需要个人空间也需要共享空间，所以每个人都应该走出来，接受社会经验和道德规范，逐渐养成与社会相融洽又具有自身特色的行为、习惯和方式，以适应社会，保持身心健康。

2. 距　离

在人类交际活动中，"距离"这个词有两层含义：一是指交际主体之间存在的心理距离；一是指交际主体之间保持的空间距离。心理距离和空间距离相辅相成。人们常说：亲则近，疏则远。一般来说，心理距离越近双方关系就越融洽。但须掌握好距离的分寸，客观对待病人的个人空间。如侵犯了病人隐私权，就会使其对医院、对生活感到厌倦。

为此，医护人员在医患人际的交往中，应在以下几个方面引起足够的重视：

（1）适度把握自己与他人的距离。人际沟通越好，交际时的空间距离也就越近；反之，心理距离越远双方关系越差，交际的空间距离也就越远。所以，距离和交际有着十分密切的关系。

交际距离是一个特殊的符号系统，它承担着表示意义和传递信息的任务。在现实生活中，我们只要稍加留意就不难发现，社会地位悬殊的人之间的交际距离一般都较远；而社会地位相近的人，交际距离则往往较近；两个陌生人的交际距离比两个熟人之间的交际距离要大；一般关系的人之间比朋友之间的交际距离也大。如果两人谈话融洽，往往会站在一起。相反，如果双方兴趣不同，则会相对而视，封闭自己，远离对方。在交谈时，女性之间要比男性之间靠得近些。

因此，我们每个人都应尊重别人的领域或空间，有意识地控制和调节人与人之间的距离，根据对方的年龄、性别、人格特征、文化教养、身体需要选择适当的距离。诸如：当上下级或师徒交往时，因为领导、师傅特定的地位和身份会使作为下级或徒弟的一方不易亲近。这时，作为上级和师长的一方应主动缩短与对方的距离。作为医护人员与患者进行交谈时，一般有效距离应是1米左右，相距过远会使患者感到你对他冷淡或嫌弃，产生疑惑和不良心态。因此，缩短距离也是建立良好关系的重要手段之一。

在我们与他人初次交往时，或者调入到一个新的单位后，开始时最好要与他人保持一定距离。如果初来乍到就近距离的交往，往往会使对方觉得不习惯。只有相互熟悉后，再逐渐缩小距离，才能相互适应。这时，如果你仍保持较远的距离，会使他人对你留下寡情、自负和骄傲等不良印象，与你的关系反而会疏远起来。

人们一般与异性交往，都要保持一定的距离，已成为生活中一条不成文的规则。待人热忱、开朗大方，不失为是一种良好的态度；但对任何异性都表现得十分亲热，距离又靠得很近，则会使对方感到窘迫，还会被人视为轻浮、不稳重，反而破坏了自己的形象。当然，也不能一概而论，在一些特定的场合，比如跳舞时就是近距离接触。跋山涉水，趟过泥泞、坎坷的路面时，拉着异性的手、挽着他人的臂，则是礼貌的表现。只要心地纯正，这些亲近的举动是无可厚非、自然得体的。

与身心不健康的人接触，亦不能太拉大距离。如：对一些生理有缺陷的人，患有艾滋病、乙型肝炎等传染病的人，只要做好防护，适当缩短空间距离的远近，则有利于沟通情感，解除对方的心理压力；对一些反应较敏感或不善于与人沟通的人，应适当保持一定的空间，否则会使对方产生不安全感和紧迫感，甚至引发反感、厌恶和愤怒等对抗情绪。

（2）要有预期的心理准备。但是在现实生活中，并不是人人会对距离的概念都很清楚和能适度把握的，有意无意地超过范围的举动与伤及他人的情况时有发生。有时是由于不同地域或文化背景所造成的误会，有时则是出于某种意图和目的的故意行为。因此，切记在人际交往时要有预期心理准备，根据不同情况首先把握好自己与他人的空间距离远近，好自为之。另外，也要避免他人越轨行为。比如：巧妙地调整距离，给对方安排一个适当的位置，请他坐下讲话等。如果遇到自己不习惯或不礼貌的侵犯，应迅速做出转移或撤离的反应，必要时可以提醒对方注意或者采取警告乃至反击的措施。

认真研究人际沟通的空间效应问题，有助于我们认识空间和距离在沟通中的地位和作用，提高人际交往的有效性，也利于规范我们的行为，使我们文明礼貌地与他人相处，避免侵犯他人的空间范围。但也要注意在现实生活中不能神经过敏，过分地去追求和维护个人不合理的空间范围。

（二）时间控制

时间本身不具有语言的功能，也不能传递信息，但是人们对时间的掌握和控制，却能在人际沟通中表示一定的意义。

掌握时间能传递相关的信息和态度：在日常生活、工作中，有没有时间观念，往往关系着对一个人的印象和评价。如：你从图书馆或他人手中借阅图书，没能按时归还，可能会让人产生一种你据为己有或者缺乏社会公德的印象。因此，与人交往一定要注意把握好时间尺度。

三、类语言

类语言交际符号是指有声而无固定意义的语言外符号系统，它是功能性发声，不分音节而发出的声音。诸如哭声、笑声、哼声、叹息、咳嗽、掌声以及各种叫声，都属于类语言交际符号。在交际过程中，类语言交际符号具有胜似言语交际符号的功能，它在沟通思想、传递信息、交流情感的作用和效果中，丝毫不比语言符号逊色。就笑声而言，便可以分出许多种，诸如：傻笑、苦笑、冷笑、奸笑、狞笑、含羞的笑、抿嘴的笑、爽朗的笑、咕咕的笑、谄媚的笑、假惺惺地笑、哈哈大笑、皮笑肉不笑。在不同的场合，不同的笑声可以表示不同的意思。如我们从电影、电视中所看到的英雄人物就义前的大笑，就是一种讥讽蔑视的笑。这种笑是威武不屈的表示，可增强人民对敌斗争的勇气，也可使敌人产生威压感，让他们摸不着头脑，甚至心惊胆战。掌声与笑声、咳嗽声等依靠发音器官发出的类语言交际符号不同，它是一种通过双手相击而发出的类语言交际符号，它同样可以用来表示某种不固定的含义。一般来说，掌声具有褒义，表示高兴、欢迎、赞同、拥护、感谢和鼓励等意思，常常是人们心情喜悦、振奋的表现。但是，在特定的场合下，它也含有贬义。如在集会时，讲话人激起听众的公愤，演出中角色表演失误，都会引起群众的不满，引发"鼓倒掌"，是表示强烈反对或驱赶下台的意思。

所以，我们在人际交往中，熟悉和掌握类语言的成分，将有助于通过声音来判断对方的情绪，了解人们的需求，以便能及时做出反应，实施有效的沟通。

四、辅助语言

辅助语言指的是语言的非语言部分，包括语速、音量、音质、音色等声音要素。最新的心理学研究成果表明，辅助语言在沟通中也起着十分重要的作用。由若干发声要素综合构成的各种语调使语言符号表达的内容千姿百态。一般说来，人在高兴、激动时，语调往往清朗、欢畅，如滔滔海浪；而悲伤、抑郁时则黯淡、低沉，如幽咽泉流；平静时畅缓、柔和，如清清小溪；愤怒时则重浊，快速，如出膛的炮弹。从一句话的字面看，往往难以判定其真实的含义，而它的弦外之音则可传递出不同的信息。例如"这是你的"这样很简单的发问话，用高兴的语调讲，意指"你的这件东西不错嘛"；用激动的语调讲，便加重了分量，意指"你的这件东西太好了"；用惊讶的语调说是指"真没想到，你能有这件东西"；用新奇的语调说就是觉得这件东西很有趣；而用怀疑的语调问，便是不相信是你的或者指如果是你的就糟透了；如果用遗憾的语调说，便带有嫉妒的意思，意指"怎么不是我的"；若用恐惧的语调，意指"太可怕了"；用愤怒的语调问，则包含有不满的情绪，认为"真不像话了"，等等。可见，不同的语调可以表示和传递出喜怒哀乐等多种情感色彩的信息。

1. 语 速

语速即说话的速度。不同的语速可以传递不同的信息。在领导的办公室里，很容易见到这样一种场面：一个下属职员在喋喋不休，快速地向领导申述着事情的经过或自己的委屈。而领导者呢，则靠在大转椅中，不紧不慢地指示几句。在现实生活中，这种缓慢的说话几乎成了地位的象征。因为缓慢的说话有一种居高临下的自信；而说话速度快的人都性急，不够沉着，极易受人控制。因为说话像机关枪一样扫射，一句接一句连续不断，讲完后，连自己也想不起来说了些什么；说话速度变幻不定的人一般性格外向，精力旺盛。如果想知道他是否高度紧张，有无修养或能否合作等，则应联系其他沟通符号传递的信息，才能做出正确的判断。

2. 音　量

音量指说话人声音的高低、强度的大小。在人们的交际过程中，语音常常微妙的传递着信息。声音的高低，可反映紧张的程度。通常，高昂的声音，如果尖锐响亮，是感情无法发泄而愤怒的时候，也是感到很紧张的时候。例如，有的学生交上试卷，一出考场便大声说笑，看似沉着而自信，实际情况往往相反。许多人大喊大叫是愤怒或紧张的情绪在无意中想求得解脱的心理反应。有些考生对考试结果没信心，也有这样的表现。此外，说话的音量还与个性特征有密切的关系。例如：一般情况下，性格外向的讲话，声音洪亮而粗犷；性格内向的人说话，声音柔和而细微。

3. 音　重

音重指一句话中所强调的语词。在交际过程中，同一句话，其音重的位置不同，所表达的意义就有着很大差别。

4. 音　质

音质是声带通过共鸣器发生变化和变调的产物。我们辨别一个人唱歌时，是用真嗓子还是假嗓子，音质便是传递信息的一种非语言符号。我们知道，同样一个人在不同的情绪支配下，说话的声音便有所不同。人们用耳就可辨别出是深受感动的声音还是克制愤怒的声音。如果声音显得单调也没有抑扬顿挫的韵律时，通常是对对方抱有冷淡的感情，或不想与之打成一片；同样，精神上处于不安时，声音也会变得单调。所以，音质常常在沟通中敏感地传递着各种信息。

第三节　医患非语言沟通技巧

非语言沟通符号大都是心理活动和内在气质的真实表露。在日常的生活、工作中，我们应该按照社会公认的行为规范去交往、去沟通，如遵守秩序、尊老爱幼、信守诺言、注重仪容仪表等，这些都在规范约束着人们的行为。因此，我们必须掌握非语言沟通符号的基本准则和行为规范，知道应该怎么做，不应该怎么做，以避免让人误解，并学会做人。

一、非语言沟通的禁忌语

1. 禁忌的姿态语

（1）易于误解的手势：容易被他人误解的手势有两种：一是个人的习惯动作难以让他人理解，如有的人讲话，常常摇摇腿、动动臂或用手摸摸身体的某个部位等等，都是无意识的举动；二是习俗和文化背景的不同，赋予不同的含义。比如，伸起右臂、右手掌心向前，拇指和食指合成圆圈，其余手指伸直这一手势，在欧美国家一般表示为"OK"，而在拉美国家则表示为下流。所以，在使用手势前，要充分了解其文化背景和民族、地方的习俗。

（2）不卫生的举动：如与他人讲话时搔头皮、掏耳朵、挖眼屎、抠鼻孔、抠牙缝、搓脚丫等都是不文明举动，极易引起他人的反感。

（3）不稳重的身势：在大庭广众前，双手乱动、乱摸、乱举或是咬指尖、拧衣角、挥胳膊、抬大腿等，都是不雅的姿势。

（4）失敬于人的姿态：用手直指他人，行走时脚步太重（咚咚作响），仰头身体斜靠在座位背上，或者长时间低头注视地面，左顾右盼，闭目养神，摇头晃脑，都是对他人的不礼貌举止。

2．禁忌的情态语

（1）失礼的眼神：交谈时，眼睛一直紧盯着对方的眼睛是不礼貌的表现（尤其是对异性）；而左顾右盼、东望西看也是不尊重对方的行为。

（2）无原则的"笑"：面对他人不合时宜的瞎笑、乱笑，是一种不友好、不尊重人的表示。尤其是相互之间文化差异较大时，还会产生不良后果。据说国外有个民族恋人之间是不允许笑的，否则将会被视为情感破裂。

3．禁忌的触摸语

异性间在公共的场合中过多的身体接触是一种轻浮的表现，会引起多数人的反感。

不顾场合，不分男女、不看长幼、不顾身体部位的触摸或身体接触是交往或沟通的"禁地"。

4．禁忌的空间语

（1）令人厌恶的窥探行为：总爱背后偷听别人讲话，窥视他人的活动，介入其个人空间，是一种侵犯隐私的不道德举动。

（2）违反常规的无规矩行为：遇事不顾场合、不分男女、不看长幼、不管远近的举止，都会惹人讨厌，使人感到不安。

5．禁忌的标志语

它会给人以不舒服的感觉，甚至引起人们的反感和鄙夷不屑。

6．禁忌的辅助语

同语调不一致的辅助语，如表示悲痛时却笑出声来，让人听着便有一种心口不一的感觉，有时还会使人毛骨悚然。

二、非语言沟通的技巧

一个有修养、有魅力的人的非语言动作，常引人着迷、让人信服、令人心动，使交往的对方乐于接受。而修养和魅力的形成，除了拥有丰富的知识，良好的教养，严密的思维方式外，还应具有优雅得体的举止和规范的行为。

（一）动态语言技巧

1. 挺拔的站姿

站姿又称立姿，俗称站相。指人在站立时的形态。人的优美体态一般是从如下方面体现出来的：

（1）头正颈直，双目平视，嘴唇微闭，面带微笑或平和、自然。

（2）挺胸、收腹、展肩、提臀、立腰。

（3）双臂自然下垂，双手在背后交叉（一般用于男士）或体前交叉。

（4）双腿直立，脚跟靠紧，脚掌分开呈"V"字形，或呈丁字步。

（5）身体重心放在两脚中间，头似悬梁，整个身体有"向上拔高"的感觉。

如果站立时间太久，可适当变换、调节两腿。其要领是：身体重心偏移到左脚或右脚上，或一条腿略向前屈，腿脚放松。优美的站立姿势，关键又在于脊背必须挺直。

2. 端庄的坐姿

行如风，立如松，坐如钟。真正端庄的坐姿应该像大钟那样稳当端正。人们较为常见的是，训练有素的中国人民解放军，无论坐在哪里与人讲话，都是挺胸直背、气宇轩昂、令人敬重。端庄的坐姿，具有如下几个特点：

（1）上身自然垂直，腰部挺起，目光向前平视，嘴稍闭。

（2）双肩平整放松，双手轻握，置于腰部或腿上或桌子上。

（3）双腿自然弯曲并拢或稍内收，双脚平落地上并拢或交叠。

（4）入坐后，臀部占位深度不超过座面的 2/3。

（5）穿裙子的女性落座时，把裙子收拢后再坐。

坐姿要做到端正，关键是双腿要完全并拢，尤其是膝部以上必须完全并拢。而其他姿势区别主要在于坐定之后的腿位与脚位有所不同，有双腿垂直式、双腿叠放式、双腿斜放式、双腿交叉式、双脚内收式、脚踝盘住收起式等。

3. 有力的走姿

走姿亦称行姿，是指人体行动中的形体动作。正确的步态可表现一个人蓬勃向上的精神状态。一般情况下，应该注意掌握以下几点：

（1）双目平视，下颌微收，面容平和自然。

（2）昂首挺胸，收腹立腰，双肩平稳，双臂前后自然摆动，摆幅不超过 30°～35°。

（3）脚尖朝前，落脚轻稳，两脚内侧落在一条直线上，前脚跟至后脚尖的间距以一脚为宜。

（4）身体重量应从脚跟—脚掌—脚尖过渡。

4. 优雅的蹲姿

一般而言，"蹲"是指人体下蹲或取地上物品或从低位取物时的动作。通常人们采用下列三种蹲姿：

（1）交叉式蹲姿：下蹲时右脚在前，左脚在后，右小腿垂直于地面，全脚着地。左腿在后与右腿交叉重叠，左膝由后面伸向右侧，左脚跟抬起脚掌着地。两腿前后靠紧，合力支撑身体。臀部向下，上身稍前倾。

（2）高低式蹲姿：下蹲时左脚在前，右脚稍后（不重叠），两腿靠紧向下蹲。左脚全脚着地，小腿基本垂直于地面，右脚脚跟提起，脚掌着地。右膝低于左膝，右膝内侧靠于左小腿内侧，形成左膝高右膝低的姿势，臀部向下，基本上以右腿支撑身体（以上左右可以相互换位）。男士选用这种蹲姿时，两腿之间可有适当距离。

（3）点地式蹲姿：下蹲时右腿在前，弯曲下蹲；左脚在后，脚尖点地左膝着地，双腿贴紧，臀部向下，身体的重心落在右腿上（左右可以互换）。实际上是半蹲半跪，这种姿势很适合于女士穿短裙时采用。

5. 规范的手势

手势的使用应该有助于情感的表达，手势不宜过于单调重复，也不能做的太多。运用手势时，要注意面部表情和身体各部分的配合和协调一致。列举下面几种手势：

（1）"直臂式"手势：系指示方向时用的手势。一般是将左手或右手提至齐胸的高度，五指伸直并拢，掌心向上，以肘部为轴心，朝欲指示的方向伸出前臂，亦称引导手势。

（2）"横摆式"手势：一般指迎接来宾时采用的手势，称为"请进"的手势。方法是：五指伸直并拢，掌心向斜上方，腕关节伸直，手与前臂形成直线；手从腹前抬起，向右摆动至身体右前方，以肘关节为轴，肘关节既不要成90°直角，也不要完全伸直，一般以弯曲140°左右为宜；手掌与地面基本上保持45°，然后向身体的右前方摆动，（不要将手臂摆至体侧或身后）。左手下垂，目视来宾，面带微笑。

（3）"斜式"手势：通常指请来宾入座时的手势。这种手势为左手或右手屈臂由前抬起，以肘关节为轴，前臂由上向下摆动，使手臂向下成一斜线，指向座位，表示请来宾入席。

（4）"抬高式"手势：多用于向他人介绍时采用的手势。规范动作是：手心朝上，手背朝下，四指并拢，拇指张开，手掌基本上抬至肩的高度并指向被介绍的一方。

6. 丰富的表情

表情是仅次于语言而最常用的一种非语言符号，因此交际活动中面部表情备受人们的注意。而在千变万化的表情中，眼神和微笑是最常见的交际符号。

（1）眼神：注视的时间要掌握好长短。对于不太熟悉的人，注视时间要短；对于谈得来的人，可适当延长注视时间。注视的位置亦应选择适当。工作交往中，目光应投放在额头至两眼之间；在舞厅、宴会以及朋友聚会时，目光以在两眼到嘴之间为宜；如果是熟人之间或家庭成员之间，注视的位置应在对方双眼到胸之间。

（2）微笑：微笑主要是由嘴部来完成。微笑的基本特点是：不发声、不露齿，肌肉放松，嘴角两端向上略微翘起，面含笑意，亲切自然，最重要的是要出自内心，发自肺腑。

（二）静态语言技巧

1. 合理的排序

以右为尊（或称以东为上），即：右高左低，以右为上，以左为下；先右后左，以右为尊，以左为卑。具体说来，并排站立、行走或者就座时，主人理应主动居左，而请客人居右；晚辈居左，请长辈居右（意即请客人、长辈上座）。

若在大会或宴会上确定坐次时，一般以面对门厅的前排正中为主位，由首长或主人就座，其他领导或来宾，则应当围绕主位按照职位高低、年龄大小或资历深浅一左一右进行安排。距离主位越近，位次则越高，而与主位距离相同时，则右位次高于左位次（以上是以主位视觉而言，而站在主位对面的视觉讲，就是以右为上了）。

在现代社会，排位理念随着不同情况有所改变。如：乘坐由专职司机驾驶的双排轿车时，通常以后排右座位为尊位，座次同时为后排为上，前排为下。这样就形成了这样一个顺序：后排右座—后排左座—后排中座—前座（一般是秘书、工作人员或引路人的座位）。

2. 着装的讲究

着装是一门系统工程，它不仅单指穿衣戴帽，更是指由此而折射出的人们的教养程度与品位高低。

（1）着装的基本原则——TPO原则：当今，在世界流行着一个着装协调的国际标准，简称为TPO原则。其中，T（Time）指时间，P（Place）指地点，O（Occasion）指场合。TPO的总体要求就是说一个人的衣着打扮要符合自己所处的时间、地点和场合。

（2）着装的规范：整洁、个性、协调、文明是着装最基本的要求。

① 整洁。首先是整齐。不允许衣服折皱，鞋帽破损不整。有一种别出心裁制作的"乞丐装"，是不能在正式场合穿戴的。其次是干净。不能又脏又臭，惹人生厌。

② 个性。一要做到"量体裁衣"，扬长避短。二要创造并保持自己所独有的风格。

③ 协调。其一，要恪守服装本身约定俗成的搭配，例如：穿西装时，应配皮鞋，而不能穿布鞋、凉鞋、运动鞋等。其二，服装的各个部分要相互适应，局部服从于整体，力求展现服装的协调一致和整体美。

④ 文明。具体要求是：忌穿过露的服装；忌穿过透的服装；忌穿过短的服装，不标新立异，不穿怪异的服装；忌穿过紧过薄的服装，使自己的内衣、内裤的轮廓隐隐约约显露出来。

总之，着装要讲文明、讲习惯、讲美观、讲科学，穿出自己的品味、风度、个性和气质来。

（李　瑶）

特殊医疗情景下的医患沟通

第九章

第一节 不良医疗信息的传达

不良医疗信息包括死亡噩耗、病情恶化或不治之症等。传达不良信息，是指在医疗过程中，医务人员将人们普遍认为难以医治、预后不良的疾病情况、病情恶化、伤残或死亡等对患者及其亲属造成不良心理或生理影响的信息传递给相关人员的过程。

一、不良医疗信息传达的必要性

向患者传达信息是医务人员的义务，是保障患者知情同意权的体现，是现代医学模式的要求，也是建立良好医患关系、提高患者满意度的需要。在医疗工作中，不良信息的传达是医务人员经常遇到的难题。传统伦理观念认为，病人患了预后不良的恶性疾病，医生应采取绝对的保护性措施，对其保守病情秘密，以减少患者的心理痛苦（有的恶性疾病患者直到死亡也不知自己患了何种疾病）。必要时，可告知患者亲属，以便协同工作。但是，在实际操作中，人们发现按传统观念办理，存在着明显的缺陷。一是对患者隐瞒病情真相，剥夺了患者的疾病认知权，这是不尊重患者基本权利的表现；二是对患者封锁消息，只能增加患者的猜疑和不安；三是增加了患者亲属的心理压力；四是降低医务人员在患者心目中的信任度。因为要隐瞒病情，医务人员在面临患者询问病情时，常常也是顾左右而言他，难以正面答复。因此选择恰当的方式向患者或其亲属传达不良信息，才能做到既维护了患者的知情权，又减轻不良信息对患者的心理刺激，而这是医患关系实践中迫切希望解决的难题。

二、不良医疗信息传达的要求

传达不良信息，不仅传达者尴尬难受，而且被传达者常感到突然，精神受到刺激。因此，医务人员要注意处理好有关问题。

（一）环境选择

应选择安静、平和、较为方便谈话的环境，通常在医生办公室进行。这样患者家属可以顺利地接受不良信息，从而毫无顾忌地表达他们的感受和意见。同时注意在谈话之前请患者或相关人员都坐下，这样的谈话就比较从容；如果是用电话通知不良信息，也应确认听电话的人是坐着接听信息的。

（二）时机选择

首先要注意传达信息的及时性，只有及时才能有效，才能事半功倍。当恶性疾病确诊、病情恶化、患者去世等不良信息出现的时候，必须立即制定传达方案，抓紧宝贵时机，合理选择方式、方法，将该信息传达至相关人员。其次要注意在传达过程中，当讲完问题后应该多留给家属几分钟，使其心理上能逐渐适应，最终接受这一事实。最后要注意结束谈话的时机，不要急于离开，应多停留一会儿，给患者和家属以精神支持，除非家属想单独待一会才能有礼貌地离开。如果有要事必须离开，也应告诉家属在哪里能找到自己，还需要什么帮助。

（三）人员选择

要注意选择合适的传达者。一般来说，除了医疗责任事故造成的非正常死亡外，均应由主管医生传达，因为主管医生对患者的病情和医疗过程较为了解，与患者或其家属较为熟悉，在传达不良信息时，更有利于进行解释和安慰。在传达之前，传达者要注意做好必要的准备工作。一方面要做好信息准备。会谈之前要注意熟悉相关的病情，回顾相关的医学信息，特别是一些数据、案例等，要做到心中有数，想好该说些什么、怎样说。同时根据自己的经验，预先考虑患者或其家属可能提出的问题，做到有备无患。另一方面要做好心理准备。会见患者及其家属之前，传达者首先要稳定自己的情绪，降低自己的焦虑程度，调整表情，力求不影响家属的情绪，同时更要让患者及其家属体会到自己的平静。要争取尽快进入角色，以求达到与患者或其家属"共情"，这样更有利于沟通。

（四）语言技巧

语言是传达不良信息时的主要手段，特别是使用口头语言应更加注意。

1. 真 实

这体现了医学伦理学及医学法学中对患者"知情权"的尊重原则，也是医疗活动真实性的集中体现。别的信息如此，不良信息更是如此。医务人员应该运用真实性的医疗语言，实事求是、有根有据地向患者传达有关信息。

2. 准 确

患者对于医生所说的每一句话，都会反复地推敲、琢磨，特别是当突然接到不良信息，患者更注意体会医务人员有意无意流露出的"字面意思"甚至"言外之意"，因此传达不良信息的语言必须准确无误、严谨清晰，经得起推敲。

3. 慎 重

由于不良信息毕竟是一种对于患者或其家属心理甚至生理产生巨大冲击甚至伤害的信

息，因而在传达时必须谨慎对待，尤其是对那些感情脆弱的癌症或终末期患者、与死者感情深厚的死者家属，应采取一定的语言艺术，减轻患者心理负担。

4．及　时

在医疗过程中，及时地而不是延后地，事先而不是事后向患者告知某些信息，不仅是医疗工作的重要程序，也是防止产生医患纠纷的必备条件。

（五）传达的方法

1．区别病情轻重

如果患者所患疾病恶性程度较低，或诊断为早期，可以如实相告；如果疾病恶性程度较高，或诊断为晚期，在告知前应做好资料准备和思想准备，在告知时要讲究字斟句酌。

2．区别人格特点

对于胸怀宽广、心理承受能力强的患者，可以将疾病的严重程度如实告知，并要求其密切配合治疗，争取最佳效果；对于性格内向、心胸狭窄、心理承受能力差的患者，可以逐步透露病情信息，做到循序渐进，使其有心理准备。此外，应密切观察其心理活动，严防因思维极端走上轻生的绝路。

3．循序渐进

从心理学角度来看，短暂多次的弱信号刺激比快速单次的强信号刺激更容易使人接受。对于癌症这样的不良信息刺激来说，运用心理学原理，逐渐地把不良信息告知患者，对患者的顺利接受是有利的。在医学实践中，如有的医务人员在传达不良信息时，在初始阶段，常以"发现病变"取代"得了癌症"，以"肠息肉"代替"肠癌"，等患者有了一定的心理基础后，再适时地让患者接受不良信息的事实。

4．合理掌控过程

如果患者家属不熟悉医务人员的职务，那么医务人员就应先作自我介绍。这些介绍包括姓名、职务、业务上与病人的关系等。要看着患者家属说话，这会给人以诚恳的感觉。必要时或情况许可时还可以与他们握手。之后应对患者家属讲述患者的情况，注意选用患者的姓名或习用的尊称。讲述时注意合理停顿，以求让听者心理上更能适应。交谈中的停顿的作用是，能给家属一些时间来接受这一事实，使他们在脆弱的时候有产生抵御和自我保护的机会。

5．寻求家属配合

对患者所发生的事一定要简单、直接而明了地说明，使家属充分了解他们所关心的人的情况，不致产生误解。比如，富于同情关爱，给悲痛的家属以同情和关怀，特别是对不幸事故或患者因病逝世，应准确说明地点、原因，给家属会见机会等；鼓励家属倾吐心声，必要时还可让其做一些感情宣泄；耐心并重视家属提出的问题，应有重点加以说明让家属有时间慢慢接受。

在临床上，常可见到患者与亲属之间对传达恶性疾病信息的态度不一致。患者很想知道疾病真相，而亲属则善意地主张对患者隐瞒真相。面对这种情况，医护人员更应与患者亲属配合，从维护患者的根本利益出发，结合实际情况，妥善地处理好这种矛盾。

三、特殊不良信息——噩耗的传达

噩耗是一种特殊的医疗信息。噩耗的传达是医务人员经常碰到的难题。如果言语表达不当，这种令人痛苦、恐惧的信息常使死者家属痛不欲生，甚至出现"祸不单行"的惨景。因此，医务人员在把患者死亡的不幸信息通知家属时，应格外讲究方式、方法和言语艺术，尽可能地减轻或缓解对他们的刺激。

（一）传达噩耗时应考虑的主要因素

医务人员在向死者家属传达噩耗时，通常应考虑的因素主要有以下几点：

（1）亡故者与家属的关系。亡故者与家属是否有血缘关系，是直系亲属还是旁系远亲；是直系亲属的，亡故者是上代老人还是后代小辈；若无血缘关系，则应考虑死者与亲属的感情如何。

（2）死亡的原因。死亡的原因主要是因疾病久治不愈而死亡，还是治疗过程中突发并发症而引起的死亡。一般来说，患者因疾病性质恶劣，且久治不愈，亲属对其去世可能已有一定思想准备，接受噩耗时刺激相对较轻；若是患者因出现并发症等原因突然死亡，则对患者亲属的意外程度高，对噩耗刺激的承受能力较低。

（3）死亡的责任。死亡的责任是患者的自身疾病发展的必然趋势，还是医院方面的医疗差错、事故。有时从专业角度看，死亡责任十分明确，但此时还应考虑医患双方的认识是否一致。

（4）被告知人的心理承受能力。噩耗的心理承受能力，虽然受血缘、感情等因素的影响较大，但是与被告知人的心理素质、意志强弱也有较大关系。意志坚强者承受噩耗打击的能力较强，反之较弱。

（5）由谁去传达噩耗。一般地说，除了属医疗差错、事故造成的非正常死亡不宜由当事医生传达信息以外，其余都应由主管医生来传达，因为主管医生对患者的病情了解详尽、透彻，在传达时可以作必要的解释和安慰工作。

（二）噩耗传达的语言艺术

1. 直言法

直言法即以直接说明或较为委婉的语言，把患者死亡的消息告知其亲属。直言法的适用对象是死者的旁系亲属或意志坚强、有较强自控能力的直系亲属。直言法还有一种适用情形，就是患者长期受病痛折磨、久治不愈，其亲属已有心理准备的。此时，以直言告知不幸消息，一般不会引起太大的震动。

使用直言法传达噩耗，必须掌握好语调的感情色彩，悲痛、低沉、亲切是传达噩耗时语调的基本要求。

2. 暗示法

对于与亡故者感情深厚或者年迈体弱、感情脆弱的人，不幸消息可能会给他们带来太大的精神刺激。医务人员不宜用刺激性强的词汇，应用言语暗示婉转地传达噩耗。在实践中，医务人员常用事后暗示和事先暗示的方法来表达。

（1）事先暗示指的是医务人员对濒临死亡、正在抢救的患者，常在不幸发生前就用暗示的语言来提醒其亲属作好思想准备，实践证明效果也很好。比如"患者的病情趋势不太好"、"这种疾病，能挽救过来的极少"、"我们正在全力抢救，不过救活的可能性不大"等。事先暗示法，是医务人员传达噩耗的主要方法。

（2）事后暗示，就是不幸发生后，用死亡的同义词来向被传达者暗示患者已经过世。比如"他走了"、"他离开了我们"、"我们尽了最大的努力，也没有留住他"等。

3. 层次法

这种方法适用于死者亲属聚集较多，若当众传达噩耗，可能会出现难以控制的局面。此时，医务人员应在死者亲属中选择与死者关系亲近，在亲属中威信较高的1～2人单独交谈，用较委婉的言语把不幸消息告知对方，再由对方去向其他亲属传达噩耗。这种方法的使用效果也较为理想。

4. 公关法

所谓公关，是公共关系的简称。公共关系是社会组织处理与公众的关系的现代化管理方法。以公关法传达噩耗，主要适用于医患关系处于危机状态的场合，比如由于医院管理不善或医疗差错、事故等原因造成的患者非正常死亡。处理得好，能够得到死者亲属的谅解；处理不好，则会严重影响医院和公众之间的关系，有时会成为死者亲属哄闹的起因，最后甚至不得不借助法律手段来解决矛盾和纠纷。

第二节　手术谈话

手术是一种创伤性的治疗手段，作为一种重要的刺激源常引起病人不同程度的身体伤害和不良的情绪反应，包括焦虑、恐惧、愤怒、悲伤、挫折感、抑郁和绝望等，影响病人术后的身心康复。针对病人的不同背景和心理特点开展手术谈话，可以帮助病人正确认识疾病和手术，以及由于手术造成的身体和心理伤害，促使其正视疾病和手术治疗所引起的各种改变，克服不良情绪的干扰，积极应对疾病和手术，争取早日恢复健康。

一、手术谈话的背景及现状分析

随着社会变迁和时代进步，在医患关系中，知情同意权已成为患者的重要权利之一。因此，患者因为病情需要进行手术治疗时，医务人员必须与病人或其家属进行手术谈话，在取得患方的"知情同意"和签字授权以后方能开展手术治疗。一般来说，不进行术前谈话，不经患者的签字授权，任何医生不应也不能给患者进行手术。从法律的角度而言，这是对那些违背患者意志实施治疗的医院敲响了警钟，也使那些经受了未经授权的治疗的患者有了起诉医院维护自身权益的法律依据。进一步重视术前、术中和术后整个手术谈话过程，对加强医患沟通，帮助患者克服不良情绪，建立良好医患关系具有重要作用。

近年来，我国医务界在手术谈话实践中，将手术前必须与患者谈话作为一项制度加于执行，取得了一定成效。但是，目前手术谈话实践中存在的问题也是不容忽视的。

1. 手术谈话无规范

目前，我国的手术谈话还停滞在无序的自发状态，各医院正在使用的"手术协议（同意）书"的内容、格式也各不相同，尚无相对统一、规范的手术谈话要求。手术医生在手术前与患者谈话时，到底谈什么、怎么谈、应受何种制约、要达到什么目的，完全由手术医生自己掌握。

2. 夸大手术风险

应该说，在我国当前术前谈话实践中，夸大手术风险的现象是普遍存在的。手术医生通过强调风险减轻自己手术中的责任，提高自己承担手术后果的安全系数。具体表现为：夸大疾病的严重程度，使患者不得不接受手术；夸大手术的复杂程度，使患者对手术意外产生思想准备；夸大手术的危险程度，使自己把握一定的主动权。

3. 重视签字形式

有的医生常把"术前谈话"与"签字"画等号，只图形式上与患者谈过话了，在对患者谈话时不够认真，认为只要说服患者签了字，便达到了目的。尤其是对一些病情并不太复杂的常规手术，这种表现更为明显。如果遇到患者多问几个"为什么"，就表现得不够耐心，常常以"这没什么，我还有事，快签字吧"打发患者了事。

4. 动员患者做手术

尽管外科患者中的大多数都要进行手术，但是，这并不意味着"术前谈话"的功能就是为了动员患者做手术。患者住进外科病区，手术医生与患者进行术前谈话时，患者仍存在着"手术"或"不手术"，以及"何时手术"的选择。一些规模较小的医院或手术机会不多的医生，更需注意这个问题。

5. 无视患者心理

对于即将进行手术的患者来说，对手术总是感到紧张忧虑。在手术谈话中。漠视患者心理是谈话医生缺乏人文关怀精神的表现。

6. 不重视术中和术后沟通

与术前谈话相比，对术中和术后与患者沟通的重视程度不够是各级医院普遍存在的问题。一是对患者权利理解不透，不了解患者在术中和术后仍然可以行使知情同意权；二是术中手术部位切开，医生担心与患者重新沟通谈话，耽误时间，会造成切口感染；三是部分医生自以为是，认为反正我也是为患者利益着想，不会有什么问题。其实，实践证明，不少医患纠纷恰恰是由于术中、术后沟通不够造成的。

二、手术患者的特点

外科病人大多需要手术治疗，作为一种主要的治疗手段，手术既能清除病灶，但同时又可引起病人身体不同程度的损伤和痛苦，还会因此造成病人不良的心理反应，影响医患沟通的效果。因此，医务人员必须了解外科病人的生理、心理特点，为选择切实有效的谈话方式奠定良好的基础。

（一）手术患者的生理特点

1. 疼痛与不适

无论手术大小，其对机体组织的损伤都不可避免。麻醉作用消失后，病人便开始感觉伤口疼痛，尤以术后 24 小时内最为明显。伤口疼痛除直接引起病人痛苦，影响病人休息、睡眠和饮食外，还可影响各器官的正常生理功能。此外，各种炎症、梗阻性疾病、晚期恶性肿瘤及侵入性治疗手段（如引流管安置、中心静脉置管）等也可引起病人不同程度的疼痛和恶心、呕吐、腹胀、心慌等不适感。缓解疼痛和不适是外科病人普遍的生理需求。

2. 器官或肢体残缺

颈部手术、乳房切除手术、喉切除术、结肠造口术及截肢术等不可避免地会使病人留下手术疤痕、失去重要器官和影响外表美，甚至改变排便途径或失去肢体等，严重者甚至引起器官或肢体功能障碍。喉切除或舌切除，会使说话方式改变；截肢手术和乳房切除术，会引起残废或体像改变。因此，术后重建器官和肢体功能训练及锻炼极为重要。

3. 营养不良及营养需求增加

外科病人可因长期禁食、感染发热、呕吐腹泻、癌症高代谢、肠瘘、引流液丢失、失血等多种因素而发生营养不良。此外，病人既要承受病痛的折磨和手术创伤的打击，还要经历情绪上的困扰，其营养需求增加，需要补充足够的营养物质，以促进伤口愈合和疾病康复，保证有足够能量应对身心困扰，故其营养支持十分重要。

4. 自理能力降低或缺陷

严重疼痛与不适、肢体或器官残缺，加之手术创伤、引流管安置、病情危重、体质虚弱等多因素作用，外科病人多存在自理能力降低或缺陷，严重者甚至完全依赖他人照顾。对其术后生活照顾极为重要。

（二）了解手术患者的心理特点，对医生进行有针对性的手术谈话有十分重要的作用

1. 焦虑和恐惧心理

不可否认，手术对人生是一种强烈的心理刺激。恐惧焦虑是术前患者普遍存在的心理状

态。病人产生焦虑和恐惧的主要原因有：对手术缺乏了解，不良医疗环境的影响，曾有过痛苦的手术体验，自身存在的焦虑心理素质等。由于具体情况的差异，每位患者焦虑的内容也有不同。儿童因不懂医学常识，且缺乏人生阅历和体验，故主要害怕疼痛；青少年病人主要担心手术会影响其学业和未来前程；中年病人则更多考虑手术的难度、安全性、并发症和术后康复等问题；而老年病人则担忧手术对其未来生活和自理能力的影响；癌症病人对癌肿是否转移、能否彻底切除、术后是否复发、生存期有多长、一旦自己死亡亲人将如何生活等问题十分担忧，甚至害怕手术失败、术中死亡等；截肢病人则对面临失去正常生活和工作能力、失业、形象改变等感到十分恐惧；女患者担心术后内分泌紊乱，是否影响其性生活和家庭关系等。这些恐惧和焦虑情绪会使术前患者的生理和心理产生一系列变化。即使心理反应较轻的患者也会出现坐卧不安、食欲下降、睡眠不佳等现象，反应较重的还会出现神经、内分泌系统失调，甚至出现血压不稳和休克现象。

与存在焦虑心理的患者沟通要做好以下两个方面的工作。一是了解患者焦虑的主要原因，进行有针对性的解释与开导。医护人员要相互配合，利用适当的时机和方式将手术的目的、意义、注意事项、可能产生的不良反应、一般恢复需要的时间等告诉患者。在术前谈话环节，或术前医患接触过程中，积极地多做科普说明，比术后再作解释作用更大。二是积极争取患者家属和亲友的配合。患者亲属对疾病的认知程度和情绪表现对患者的影响不可低估。医护人员要说服患者亲属克制悲伤、愁苦等消极情绪，要指导患者亲属对患者进行积极的心理安慰和周到的陪侍护理。

2. 挫折心理

手术患者所患疾病一般起病较急，尤其需做急症手术者，一旦得病送到医院就诊，马上就要动手术，患者大多没有足够的思想准备，有的病人内心会产生强烈的受挫感，特别是正值风华的青壮年病人受挫折的心理更强烈。自认为是小手术的患者，一般挫折感不重，医生在术前谈话时只需对疾病资料交代清楚，对手术过程加以介绍，即可起到稳定患者情绪的作用。重症手术患者遭受的心理打击大，挫折感也较重。对重症患者的心理沟通并非易事，常需针对具体患者的年龄、症状、心理承受能力来区别对待。实践中，一般认为与中年重症患者的心理沟通难度较大。对中年重症患者应着重针对事业发展方面的受挫心理进行沟通，一方面要承认其确实遇到了人生道路上的难题；另一方面要说明"留得青山在，不愁没柴烧"的人生哲理，鼓励其发挥中年人思想成熟、遇事老练的优势，面对现实，正视疾病，与医生配合，争取战胜疾病。

3. 绝望心理

产生绝望心理的病人多为年老体弱、意志薄弱、疾病危重和绝症病人。老年病人大多对疾病治愈缺乏信心，加之年老者常存在恐惧死亡的心理，易产生绝望心理。意志薄弱者，面临手术，则更感到如天塌一般，认为自己大祸临头，前途渺茫，因而产生绝望心理。疾病危重者，因发病突然，且病情严重，其治疗效果不明显，病人常感到已经没有治疗前途，生命危在旦夕，极易产生绝望心理。绝症病人由于对治疗前途失望、对未来生活改变难以应对、加之社会及家庭支持不足等而对人生产生绝望。产生绝望心理者，其表现各异，有的表现为怀疑手术的效果和安全性，因而拒绝手术；有的表现为期待侥幸，盼望奇迹出现，过分依赖医生，完全将自己的生死存亡寄托在医生的高明手术上；有的表现为拒医，认为反正已经没有治疗前途，治与不治都一样，甚至想自杀。

与产生绝望心理的手术患者沟通，必须根据患者的年龄、意志和疾病等因素，加以区别对待，对症处理。对老年手术患者，要给以相当的尊重，并结合病情实际，对老年手术患者的担忧给以解释和宽慰。同时，还应动员老人亲属时常陪伴和探视，减少老人的孤独感。对意志较弱的手术患者，因其对疾病的耐受性较低，经常大呼小叫，夸张描述疾病痛苦，医护人员应表现出一定的耐心。与之交谈时，言语应事先组织，切忌具有暗示性，以免患者心生疑虑而出现医源性疾病和事故。对其中个别绝望情绪过重者，应与亲属一起考虑必要的防范措施。对重症手术患者的沟通，则应承认其面临的严重状况，但应设法解决其"无助"的处境，表明医护人员将与其共同配合，争取战胜疾病。另外，还应将沟通的重点，放在调动患者的内在积极性上，告之只有放弃绝望心理，主动配合，才能出现治愈疾病的希望。

部分手术病人还可能产生忧郁心理和依赖心理。术后忧郁多见于乳房切除、肠造口、截肢、脏器移植和女性盆腔手术病人。由于术后病人在自我概念、性功能、生活自理能力、工作能力、社交能力等方面均可能不如从前，故常导致忧郁情绪的产生。手术后，由于麻醉作用消失，病人都会体验疼痛感，加之手术创伤、脏器切除、截肢等，病人在生活上多求助于医护人员和家属照顾，尤其是一些病人角色意识强化者，更易产生生理和心理方面的依赖心理。

（三）手术病人不同时期的心理特点

1. 手术前的心理特点

病人手术前的心理反应最常见的是手术焦虑、恐惧和睡眠障碍，一般病人住院24小时内焦虑、恐惧程度最高，在适应住院环境和病人角色后逐渐减轻。引起术前焦虑的原因有：

① 病人对手术安全性缺乏了解，特别是对麻醉几乎是陌生的，顾虑严重，导致恐惧和焦虑；

② 担心手术效果，对手术成功缺乏信心；

③ 对手术医生的年龄、年资、技术、手术经验反复打听，不放心；

④ 病人害怕疼痛，对自己耐受疼痛的压力和疼痛程度缺乏信心和认识；

⑤ 其他方面，包括家庭关系、治疗费用以及将来学习、工作、生活的安排等。而这些影响因素的个体差异甚大。一般认为年龄小的手术患者焦虑反应重；女性患者相对较明显；文化程度高的患者想法及顾虑较多；性格内向、不善言辞、情绪不稳定以及既往有心理创伤的患者容易出现焦虑情绪。

2. 手术中的心理特点

对非全身麻醉的患者，在手术中的恐惧心理达到最高点，往往表现在对手术中医务人员的言行举止用心倾听、揣摩；对手术器械撞击声音格外留心。

3. 手术后的心理特点

手术患者的焦虑恐惧、紧张反应不仅表现在手术前，也始终伴随至手术后，如手术意识障碍、手术后精神状态、手术后长期卧床、药物依赖及活动迟缓等。由于重大手术均有可能引起部分生理功能丧失和体象改变，容易导致许多心理问题，如愤怒、自卑、焦虑、人际关系障碍等。反复手术而久治不愈者术后心理反应强烈，有的患者可能因术后一时不能生活自理、长期卧床、难以工作、孤独等原因，继发严重的心理障碍。

三、手术谈话的要求

（一）术前谈话的要求

术前谈话是指医生在实施手术治疗前向患者及家属或相关人，将患者的病情、拟实施的医疗措施、医疗风险和预后等内容客观地予以告知，并对其咨询问题予以解答，以便得到患者和家属的理解，对即将进行的手术达成统一意见。良好的术前谈话对保障患者的知情权，加强医患沟通，改善医患关系，减少医疗纠纷具有非常重要的作用。

1. 术前谈话的目的

术前谈话的目的是通过谈话，让患者及其家属了解手术的必要性、风险性，了解医生防御风险的措施和能力，消除对手术的恐惧心理；了解手术治疗的团队精神和作用，赢得患者及其家属的信任；了解抵御风险能力的有限性、手术效果的迟后表现性和不可预测性，防范医疗纠纷。可以概括为告知病情、讨论术况、协助选择、签字授权等四个方面。

（1）告知病情：术前谈话应把患者所患疾病名称、疾病程度如实告知患者或其亲属，若患者对手术的心理压力过大，对手术可能产生不利影响时，谈话医生还应运用恰当的语言，缓解患者的心理压力。

（2）讨论术况：在术前谈话时，医生应将手术目的、手术方式、术中术后的可预见情况、可能出现的并发症和不良后果等内容与患者或其亲属进行沟通。

（3）协助选择：在告知基本情况后，医生还应告诉患者当前面临的几种选择，包括选择是否手术、选择何种手术方案、选择哪位医生主刀等。如果患者需要，医生还应善意地协助患者进行选择。

（4）签字授权：当患者慎重地选择了治疗方案后，应让患者或其亲属在相应的医疗文书上签字。无论患者是否选择手术治疗方案，医生均应视之为患者的权利，并应在遵守医学道德规范的前提下真诚地为患者利益考虑，负责任地为其治疗疾病。尤其是在患者选择了"不手术"方案后，更应如此。

2. 术前谈话的对象

术前谈话的对象一般应以患者本人为主，也可是其负法律责任的亲属或单位负责人。但是，在我国由于家庭亲情关系较为密切，习惯上术前谈话对象常常是患者的主要直系亲属。有时，在急诊手术前，常因被抢救患者处于昏迷或神志不清状态，患者亲属又不在场，此时根本不具备术前谈话条件，也不可能进行术前谈话。若拖延时间，势必延误手术治疗，危及患者生命。因此，此时即使没有患者一方的承诺，医生也应本着患者的生命权大于其他权利的原则，采取包括手术在内的必要抢救措施。但同时应向医院领导汇报备案，并详细记录抢救措施和手术过程，以便事后向患者亲属或有关方面交待说明。

3. 术前谈话的方式

术前谈话的方式主要是指谈话医生、谈话时间和谈话地点。谈话医生一般应是承担手术的主刀医生，或是参加本次手术的主要助手。对谈话医生的要求是熟悉患者病情、临床经验丰富、有一定的交际应对能力。如危重患者或重大、复杂手术需科室或医院负责人参加。

除急诊手术外，谈话时间一般安排在手术前 12～24 小时之间。

术前谈话地点的安排，应考虑患者的具体情况。一般来说，只要患者能行走，术前谈话应在医生办公室，由医生和患者单独进行。单独谈话的方式有利于医患双方交流，患者咨询问题、发泄情绪，保证在不受外界干扰的安静环境中进行。

4. 术前谈话的内容

（1）患者病情及手术必要性：主要包括患者的一般情况及简要病情、术前诊断及诊断依据，在进行了详尽、合理的分析之后，帮助患者明确手术治疗的必要性，以便合理确定诊治方案。医生在谈话中应选择患者能够听懂的语言，向患者详细介绍有关该疾病的科学知识。必要时，还应以当地方言、群众俗语加以说明。

（2）手术方案选择及依据：应该说，不同等级的医院具备的手术条件是不同的。对同一疾病可供选择的治疗方案也是不同的。在术前谈话时，医生应对可供选择的手术方案及其利弊，拟施手术的名称和方式，拟施麻醉的方式，手术人员的配备情况等，用通俗易懂的语言讲解清楚，科学地帮助患者选择。在此过程中，医生一定要实事求是，避免根据自己的兴趣去诱导患者接受某种手术方法。

（3）术前准备情况：包括术前各项检查结果、必要的术前调整治疗措施及效果、各科室术前会诊意见等情况，特别是对于那些相对手术禁忌证，如慢性病、合并症、有可能影响手术预后的疾病更要详细说明。

（4）技术支持和心理支持资料：应向患者介绍本院与治疗该疾病相关的主要仪器设施情况及相同疾病的手术成功率、治愈率等其他技术支持资料。手术医生的姓名、年龄、性别、职称，手术医生对该疾病进行手术的经验，担任主刀医生的助手和麻醉师的情况等也要向患者说明。在术前谈话中，要了解患者对手术的心理承受力和焦虑程度，并给予足够的心理支持。

（5）手术风险和禁忌：医生在与患者进行术前谈话时，应对本次手术的风险进行全面、客观的评价。包括明确告之患者的手术禁忌证（包括绝对的和相对的）、术中可能发生的意外情况及术后并发症。

（6）预告医患配合措施：要充分发挥患者的主观能动性，预先告之术中、术后需要配合的措施，使之明确手术是一个系统工程，台上操作只是其中的一部分，术后康复更多依靠的是围术期的处理，特别是患者的主动、有效配合，以取得患者支持。

（7）接受患者的咨询：接受患者的咨询是手术谈话医生必须认真对待的环节。通过咨询对手术相关事项了解得越多，患者对治疗的配合程度就会大大提高。此外，患者咨询也是实现知情的重要途径。

（8）明确表示尊重患者的选择权：谈话医生应代表医院向患者表明患者有自主选择的权力，医生、医院也会慎重地对待他的选择。

（9）明确获得签字授权：手术知情同意书是医生向患者如实告知义务的书面文件，是患者行使选择权的形式，医生必须在保证有效的沟通交流后，患者充分知情同意的基础上，以患者本人（如无行为能力者，可由他人代签）签字的明确形式获得本次手术的授权，为下一步的医学处置提供法律保障。

5. 术前谈话的要求

（1）严守知情同意原则。术前谈话要为患者提供其做手术所必需的、足够的信息，并在此基础上由患者做出承诺、选择。为此，必须做到实事求是、通俗易懂、自主公正。

（2）客观评价手术风险。对于手术风险，患者在术前谈话、签字时有两种心态：一是对手术的风险性非常恐惧；另一种是轻视手术风险性，认为这是医院的常规手续，甚至认为是外科医生吓唬患者、推卸责任。对于前者，我们一定要反复强调手术的必要性及可能面临的风险。对于后者，在谈话前要特别强调谈话、签字并不是为了推卸责任，而是尊重患者的知情意权。重点要介绍从目前医学现有的水平对有些手术风险的抵御能力是有限的，让他们对手术可能出现的一些并发症和意外情况有一定的心理准备。

（3）辩证预测手术效果。手术治疗效果也是患者最关心的问题。大多数患者及其家属具有急于求成的心理，甚至一时看不到即时效果就埋怨手术白做了或不成功，引起不必要的医疗纠纷。术前谈话时，对有些疾病的手术治疗效果的迟后表现性和不可预测性，一定要提前告诉患者及其家属，使患者对预后有充分的认识和心理准备。

（4）换位思考把握心理。经过医生短时间的病情及治疗方案的解释，患者及家属可能对手术治疗仍没有全面认识，难以一下子作出"生死抉择"。此时，如采用"如果我是你的话，我会作哪种选择"的换位思考，像朋友一样替他出谋划策，就可以拉近与患者之间的距离，逐步引导患者选择最佳治疗方案。

（5）恪守医德。在术前谈话中，医生是满腔热忱地为患者排忧解难，还是例行公事式的应付患者，是衡量医生敬业精神和道德水准的关键环节。有的医生重视手术难度高的术前谈话，对常规手术的术前谈话不很重视，三言两语，打发患者签字了事；有的医生对重症患者的术前谈话，或是疾病背景资料介绍不全不细，或是治疗方案介绍不具体明确，使患者在不明不白情况下签字就范。更有甚者，个别职业道德素质不高的医生利用术前谈话，故意过分强调手术风险，言语中暗示患者，以借此达到收受礼金的目的。

（二）术中言谈要谨慎

手术当中，医务人员除仔细手术外，还要认真执行查对制度，汇报制度，防止出现差错事故。手术中医务人员要尽量避免言谈，表情、举止也要安详、从容，不要给病人造成心理负担。

（1）举止表情要自然。医务人员之间只要一个眼神、一个小动作能互相心领神会就行了。切不可在非全身麻醉病人面前露出惊讶、可惜、无可奈何等表情，以免病人受到不良的暗示或知道不该知道的病情。

（2）手术中说话要注意。医护人员不要讲容易引起病人误会的话：如"掉了"，"断了"，"糟了"，"穿了"，"血止不住了"，"伤了××（脏器）了"，"做错了"，"取不完了"，"接反了"

等，以免引起医源性疾病，甚至造成医疗纠纷。因为非全身麻醉的病人，对医务人员的一举一动都在非常认真地体会和考虑，当术后发生一些不良情况时，病人常会把手术中的情况联系起来看，从而引起纠纷。

（3）避免不良刺激。手术中医疗器械的碰撞声，医护人员的走动声，都会对病人产生不良刺激。事先要给病人讲清楚，并告诉病人如何应付，以免引起病人不必要的惊慌。

（三）术后谈话

手术完毕，并不是一切都平安无事了，许多病情变化都发生在术后。如心脏手术后的病情变化是瞬息万变的，如能重视术后病人的观察，细心与病人交谈，及时发现问题，正确处理，对保证病人生命安全是十分重要的。术后谈话要注意以下方面：

（1）勤观察，常沟通。手术后，医务人员不管如何疲惫，也要耐心细致地与病人或家属交谈、询问病情和术后情况，必要时还要连续观察病人，直到病情平稳。

（2）注意术后合理使用止痛剂。要给病人及其家属讲清道理，防止过量，避免成瘾。

（3）积极应对手术并发的病理心理反应。如术后的"随症反应"（把术中体会到、听到的情况与术后的不适联系起来看），要告诉病人术后不适是暂时现象，伤口愈合后就会消失，以减轻病人的心理紧张。

（4）正确指导术后病人的活动。如嘱肺部手术后的病人多咳嗽、咳痰，保障气管通畅；腹部手术后病人要适当活动，以加速血液循环，促进康复，一有排气就要告诉医务人员；骨科手术后病人要保持功能位，加强功能锻炼；颈部手术后病人要防止大出血而影响呼吸，等等。

（5）及时说明，消除顾虑。有些术后身心反应严重的病人，虽然手术非常成功，但病人主诉疼痛加剧，情绪不稳定。医务人员要给予指导，帮助病人减少"角色行为"，让病人认识到术后病情是逐渐好转的，以增强病人的信心。

（四）几种特殊情况下的手术谈话

1. 更换手术方案

术中，一旦发现了原术前谈话中未涉及的病情，以及与术前初步诊断不相符的疾病，应根据治疗规范，在此次手术中一并处理，因而需要采取与原设计方案不同的治疗措施，比如扩大原定创伤范围、摘除某些脏器等，此时应与患者或其家属作新一轮的沟通。由于此时患者已躺在手术台上，手术部位切开时间长了易导致感染，因而有的医生不注意向患者亲属沟通，未请患者亲属重新签字认可后再行手术，而是直接按新的手术方案进行，术后才将有关情况告知患者方面。此时，如果新手术方案给患者带来的伤害超出其事先同意的程度（事实上这种情况是难以避免的），患者及其亲属往往难以接受。

2. 更换手术医生

在术前谈话中，患者已经选择或知道是某医生为自己开刀。到手术时，如因情况有变，需要更换主刀医生，应提前告知患者。否则，一旦出现患者认为不理想的情况，便可能产生纠纷。医院单方面换主刀医生，也是侵犯患者权利的表现。

3. 出现手术差错

在手术过程中，如果出现了手术差错，医生不应隐瞒真相，欺骗患者，而应忠实于患者利益，实事求是地与患者进行沟通，这也是医学伦理道德的要求。

第三节　患者抱怨的处理

患者抱怨是患者对自己的期望没有得到满足而表现出的不满情绪。患者的抱怨不可避免，但对患者的不满和抱怨进行妥善的处理，将能有效地消除患者的不满情绪，争取患者的理解。

一、患者抱怨的内容与原因

1. 对医疗技术不满意

患者来医院的主要目的是治疗疾病，期望尽快恢复健康。如果患者对医疗的效果不满意，就可能产生抱怨情绪。

2. 对医疗服务不满意

医院的医务人员服务态度不好，服务态度生硬，或者主动性不够、解释不耐心等，都会使患者对服务不满意，产生抱怨情绪。

3. 对就医环境不满意

医院的服务设施差，环境脏、乱、差，就医不方便，患者的基本生活要求不能满足，患者也会产生抱怨情绪。

4. 对收费不满意

部分医院可能存在的不合理收费或乱收费现象将导致患者的抱怨或投诉。加之，由于我国的医疗保障体制还不完善，大多数患者的医疗服务是自费，患者很容易对医疗收费不满意，认为医疗收费高，产生抱怨情绪。

二、处理患者抱怨的要求

1. 有效倾听患者的抱怨

医务人员应让抱怨的患者把话讲完，争取获得与抱怨的患者情感上的一致，真诚地表示同情。当患者还没有将事情全部述说完毕之前，就中途打断，进行辩解，只会刺激患者一方的情绪。如果能让患者把要说的话及时表达出来，往往可以使对方有一种较为放松的感觉，心情上也转向平静。

2. 让患者发泄情绪

患者抱怨的产生是期望没有得到实现。期望没有得到实现，就会出现挫折心理。挫折心理会产生心理紧张状态和一系列应激反应，出现不良情绪反应。这个时候，医务人员要理解患者，体谅患者，允许患者适当发泄，同时做好疏导工作，这样会有利于问题的解决。

3. 对患者的述说进行应答

在倾听患者抱怨的时候，医务人员要运用自己的肢体语言、以专注的眼神及间歇的点头来表示自己正在仔细地倾听，让患者觉得自己的意见受到尊重。医务人员同时也应观察对方在述说事情时的各种情绪和态度，以便采取相应的应对措施。

4. 弄清问题所在

医务人员要仔细倾听患者抱怨的内容及原因，确认问题所在。要认真了解事情的每一个细节，然后确认问题的症结所在。对于没有弄清的问题，要在患者将事情说完之后，进行解释。

三、患者抱怨的处理

1. 稳定患者情绪

有的患者抱怨时处于极度的激动状态，怒气冲冲，横眉冷对。这个时候，医务人员必须保持冷静，以静制动、以冷制热，采取以退为进、以守为攻的策略。因此，稳定情绪，保持心理平静，是有效处理患者抱怨的前提条件。

2. 向患者表示歉意

不论引起患者抱怨的责任是否属于医院，如果院方或医生能够诚心地向患者道歉，并对患者提出的问题表示感谢，都可以让患者感到自己受到重视。事实上，从医院的立场来说，如果没有患者提出抱怨，医院的工作人员就不知道有哪些方面有待改进。一般说来，患者之所以愿意对医院提出抱怨，表示他关心这家医院，愿意继续光临，并且希望这些问题能够获得改善。因此，对任何一个患者的抱怨都值得医院向患者道歉并表示感谢。

3. 分析抱怨事件的严重性

通过倾听患者的抱怨，将问题的症结弄清楚以后，医务人员要判断问题的严重程度，以便采取相应的对策。

4. 了解患者的期望

患者抱怨的目的是什么？有什么期望？这些都是处理人员在提出解决方案前必须考虑的。有时候，患者的要求往往会低于医院的预期。若是患者希望医院赔偿，其方式是什么，赔偿的金额为多少等，都应该进行相应的了解。

5. 制定处理方案

医院一般对于患者投诉有一定的处理方法，在提出解决患者抱怨的办法时，要考虑到医院的既定的原则和方法。至于无法按照既定的原则和方法解决的问题，就必须考虑医院的原则和实际情况做出弹性的处理，以便提出双方都满意的解决办法。有些患者的抱怨可以由医务人员立即处理，有些患者的抱怨医务人员无法处理，必须报告医方的管理人员。在医务人员无法为患者解决问题时，就必须尽快找到具有决定权的人员解决。如果让患者久等之后还得不到回应，将会使患者又回复到气愤的情绪中，之前为平息患者情绪所做的各项努力都会前功尽弃。医院应该给科室或有关处理人员授权，科室或有关处理人员在授权范围内可作出灵活处理，以便患者的抱怨能够及时解决。

6. 让患者同意提出的解决方案

任何处理患者抱怨所提出的解决方法，都必须亲切诚恳地与患者沟通，并获得患者一方的同意，否则患者的情绪还是无法平静。若患者对解决方法还是不满意，必须进一步了解对方的需求，以便解决问题。医务人员必须注意的是，对患者要真诚，争取对方理解。

7. 执行解决方案

当医患双方都同意解决的方案之后，必须立即执行。如果是权限内可处理的，应迅速利落、圆满解决。若是不能当场解决或是权限之外的问题，必须明确告诉患者事情的原因、处理的过程与手续，并且请患者留下姓名与联络方式，以便事后追踪处理。在患方等候期间，医方应随时了解事情处理的状态，有进展必须立即通知患方，直到事情全部处理结束为止。

8. 处理结果总结

对于每一次的患者抱怨，都必须作好妥善的书面记录并且存档，以便于日后查询。应定期检讨抱怨处理的得失，如果发现某些抱怨是经常性发生时，必须查找问题的根源，以改进现有的医疗服务，制定相应的处理办法。如果是偶发性或特殊情况的抱怨事件，也应制定处理抱怨的意见，作为医务人员遇到类似事件时的处理依据。

9. 防止抱怨事件再次发生

所有的患者抱怨或投诉事件，都应该通过一定的渠道，让院方能够迅速了解患者产生抱怨的原因，努力消除造成患者抱怨的各项因素，防止患者抱怨事件的再次发生，以为患者提供优质医疗服务，提高患者的满意度。

10. 患者误解性抱怨的处理

有时候，患者抱怨的责任不一定属于医院，可能是由疾病的客观原因或是患者本人造成的。例如，医疗意外的发生，医务人员主观上不存在过失，而主要是患者的体质特殊，在诊疗过程中出现难以预见和不可避免的不良后果。由于医疗意外事件来得突然，大多数患者或者其近亲属对突发意外事件的打击不堪接受。对医务人员的行为不理解，认为是医务人员的过失所致。出现这种情况时医务人员应该以委婉的态度向患者说明，争取对方理解。

（罗　萍　　杨　宏）

医疗纠纷与事故的防范和处理

第十章

第一节　医疗安全与医疗服务

一、医疗安全

医疗安全是指患者在医院的诊疗过程中，不发生医疗机构及其医务人员因责任心不强、技术过失、医疗设备问题、管理不善等单一或众多原因引起的医疗缺陷，造成患者病情、身体、心理和精神不利影响或损害等后果。医疗安全的核心内容是医疗机构的医疗质量。加强医疗安全管理工作，是全面提升医疗质量的关键。医疗安全是医疗质量的保障，是医疗质量的前提和最基本的要求，是医疗质量的集中体现，也是医疗管理水平、技术水平和服务水平的集中体现。

医疗服务工作是以人的生命和健康为中心的活动，它直接涉及每一个人的切身利益，关系到每一个人的生存质量及生老病死。随着医学的发展，医学的分工越来越细，复杂的医疗行为过程与各个专业和个人相关，医疗技术的发展使侵袭性的检查和治疗越来越多，加上各个患者的机体反应也多种多样，造成医疗不安全的可能性增大。医疗安全与医疗效果是因果关系，医疗安全直接影响社会与经济效益。不安全医疗会导致患者病程延长和治疗方法复杂化等后果，不仅增加医疗成本和经济负担，有时还导致医疗事故引发纠纷，影响医院的社会信誉和形象。医疗安全管理成为医院管理的一个热点问题。只有完善的医疗安全管理才能保证医院功能的有效发挥。

从患者的角度，医疗安全关系到病人的生死存亡，关系到家庭和睦，关系到社会和谐。医务人员实施医疗行为，提供医疗服务的整个过程，包括检查、诊断、治疗、康复等，凡是涉及患者安全问题，都是医疗安全问题。不注重医疗安全，很可能对病人造成直接的，无法挽回的后果，甚至危及病人生命。所以说，医疗安全是医疗服务的基础，是实现病人权利的重要条件，也是患者选择医院的重要标准。

在市场经济条件下，随着生活水平的提高，以及医学模式和疾病谱的变化，医疗服务作为提高人们健康水平的重要保障，其医疗安全和医疗质量已受到各方的广泛关注。医疗安全和医疗质量是最大的效益，没有医疗安全就谈不上医疗服务与医疗质量，医疗安全是医院管理工作者、广大医务人员和病人以及家属共同的心愿，也是医院医疗质量高的体现。因此，广大的医疗工作者必须从新的时期、新的高度、新的角度重新认识医疗安全问题。

二、医疗不安全因素

医疗不安全是指病人在医院医疗过程中，由于医疗系统的低能状态、医疗管理过失或医务人员医疗不当等原因，而给病人造成允许范围以外的心理、机体结构或功能上的障碍、缺陷或死亡。

在医疗过程中影响医疗安全的主要因素是多方面的，往往一个因素中又包含多种因素，有时界限并不明显。评价医疗安全与不安全时，不应超越医疗机构当时所允许的范围和限度。概括分析影响不安全的因素有：

（一）医源性因素

医源性损害是指因治疗而对患者造成的任何损害。医源性损害可发生在治疗的整个过程中，例如：药物不良反应、用药失误、手术不当、诊断错误、器械不良事件、院内感染、血液输注、执行医嘱失误等引起的各种损害。

（二）医疗技术因素

医疗技术可以挽救生命，也可以制造危害。医疗技术的因素包括：医疗技术人员技术水平底下，经验不足或集体协作技术能力不高而对病人安全构成威胁安全因素等。例如：手术并发症或由于技术原因引起的漏诊、误诊等。

（三）药源性因素

任何药物的作用都有两重性，特别是现在常用药中许多是化学合成的，既有对人体疾病的治疗作用，又有对人体造成损伤的副作用。因此，如果用药不当，这种副作用发生率就会不断上升，从而导致人体新的疾病，即称谓的"药源性疾病"。

（四）医院卫生学因素

医院卫生学因素包括：

（1）院内感染：如各种交叉感染、手术感染、输血、输液感染等。

（2）环境污染：如有害物质和细菌、病毒对室内外空气、地面和水源的污染。

（3）食品污染：有害物质和致病菌污染。如病员因食堂管理不善引起食物中毒等。

（4）射线损伤：各种带射线的设备陈旧失修、漏电或用量过大等因素给患者和医务人员带来的不安全。

（五）组织管理因素

组织管理因素包括：

医疗机构由于规章制度不健全，或无章可循或有章不循；医务人员在医疗活动中，由于违反卫生管理法律、行政法规和规章制度以及诊疗规范和操作常规，过失造成患者人身损害的事件；医务人员的职业道德教育薄弱，法律意识淡漠，对病人的知情权、隐私权、人格尊严不够尊重等。

三、医疗安全保障措施

医疗安全保障措施，是医疗机构实现优质医疗服务的基础。持续改善医疗服务，提高医疗质量，能为患者提供优质、安全、高效的医疗服务，能够有效地避免医疗事故的发生，保障患者生命权和健康权。

1. 强化医院管理者的法律意识、质量意识、科学管理意识

要运用法律进行科学管理。管理者应有计划地对医务人员进行技术培训，抓好医务人员基本功训练；严格规定各级各类医疗技术人员的职责和技术操作范围，始终将提高医疗安全和医疗质量放在医院管理工作的核心位置，消除医院中存在的医疗不安全因素。

2. 健全和落实各项诊疗规章制度

要强化医务人员的法制意识和行为规范，严格遵守医疗卫生法律、行政法规、部门规章和诊疗护理规范、常规，恪守医疗服务职业道德，做到依法执业，文明行医。

3. 加强思想教育

加强对医务人员的思想教育，特别是职业道德教育，帮助他们树立全心全意为患者服务的思想，养成良好的职业道德，不断改进服务态度，时刻把病人安危放在心上，树立"安全第一"的观点。

4. 严格执行医院的各种医疗制度

如，严格执行值班制度、岗位责任制度、查对制度、医嘱制度、交接班制度、三级查房制度、会诊制度、病例讨论制度、手术制度以及请示报告制度等制度和规定，提高医疗质量，保障医疗安全。

5. 严格规范病历书写

病历是一种法律文书，书写病历，应做到严肃、认真、规范，确保医疗文件书写的质量；同时，做好病历和实物封存和保管。按规定保管和复印病历资料，严格遵守病历回收和病历借阅制度。

6. 尊重患者的知情同意权

要如实告知患者或家属的患者病情、医院将采取的医疗措施和可能带来的医疗风险，并及时解答其咨询；认真履行患者同意签字手续。强化医患沟通制度，努力提高医务人员的医疗质量、服务水平、服务艺术。

第二节　医患沟通与医疗纠纷

一、医疗纠纷的分类与原因

（一）医疗纠纷的分类

医疗纠纷是指在诊疗护理过程中，医患双方对医疗后果及原因在认识上发生分歧或患者对医疗服务不满意，要求追究医疗责任和赔偿损失而引起的纠纷。

从医疗纠纷产生的原因和导致纠纷的不同标准有以下分类：

1. 过失医疗纠纷和无过失医疗纠纷

根据医务人员诊疗护理过程中有无诊疗护理过失，可把医疗纠纷分为有过失的医疗纠纷和无过失医疗纠纷两大类。

（1）有过失的医疗纠纷是指患者的人身损害等不良后果的发生是由于医务人员的诊疗护理过失所致；但病人及家属与医疗单位对这种不良后果的性质程度以及处理的结果等存在差异和不同看法而引起的纠纷，这主要指医疗事故。

（2）无过失的医疗纠纷是指虽然在诊疗护理过程中发生了患者人身损害的不良后果，但这种不良后果的发生并非医务人员的过失所致，而是病人或其家属认为医务人员有过失导致的医疗纠纷。这主要包括医疗意外、并发症、诊疗过程中的破坏事件等。

2. 医源性纠纷和非医源性纠纷

以导致纠纷的不同原因为标准，可以将医疗纠纷分为医源性纠纷和非医源性纠纷两种。

（1）医源性纠纷是指主要由于医务人员方面的原因引起的纠纷。医源性的纠纷又可以分为两种情况：一种是由医疗过失引起的纠纷，另一种是由医方其他原因引起的医源性纠纷。由医疗过失引起的纠纷主要有手术、用药、护理、诊断、输血、麻醉、化验、医院管理等方面的过失引发的纠纷。由医方其他因素引起的纠纷主要有服务态度粗暴恶劣、医务人员语言不当、不遵守医疗保密制度、忽视病人心理变化及可能出现的不良后果，出具假诊断书和不实的病假条而引发的纠纷。

（2）非医源性纠纷一般是由于病人和家属及所在单位缺乏医学常识，或对医院的规章制度不熟悉、理解不准确引起，也有的纯属于病人和家属无原因、无理由的纠缠导致的。医疗本身是一种高科技高风险的行业，人们对"高科技"都比较认同，而对"高风险"则认识不足。医生在对疾病的诊治中兼顾临床症状和病变的形成及发展变化规律，从现象和本质两个方面去研究病变机制，以便找出最佳的治疗方案。但是，由于人的个体差异、每个人病情的变化的不一致、药物对病变控制的疗效差异等等，总难免出现意外的情况，这并不是医生的失误所致。另外，一些病人或家属对医疗效果期望值过高，一旦疗效不好、有残缺或者死亡，往往误认为必定是医务人员出了什么差错由此导致医疗纠纷。非医源性纠纷常见的有：患方不配合医务人员的诊治，患方因缺乏医学专业知识不能面对疾病本身可能产生的并发症、后遗症状和诊治过程中可能会发生的医疗意外，患方为满足私欲而无理取闹等。

（二）常见导致医疗纠纷的原因

随着医学不断地发展，各种先进的仪器设备、安全有效的药物及科学的诊断手段、方法的临床应用，使人类与疾病的抗争能力比以往有了很大的提高。但是，目前我国临床统计资料表明，医疗纠纷的发生并未因此减少。近几年来患者对医疗纠纷的投诉日见增多，并呈较快上升趋势。这一方面说明公民自我保护的法律意识在不断增强，另一方面不可否认的是，医疗机构及医务人员确实存在这样或那样的问题。分析医疗纠纷发生的原因，主要有两方面：

1. 医务人员方面

医务人员方面的原因主要可以概括以下几种情况：

（1）医务人员法制观念薄弱，缺乏服务意识，在具体工作中表现为严重的不负责任，擅离职守、玩忽职守的情况造成病员不良后果。这些虽然只占医疗纠纷中较小部分，但对整个医疗卫生行业造成了极坏的负面影响。

（2）医务人员专业技术不精、操作不当，其根源就是相关专业的基础理论、基本知识、基本技能不过关，从而出现漏诊、误诊、误治的情况，这在医疗纠纷中占有较大比例。据统计，它约占医疗纠纷总数的一半以上。

（3）医院管理不善，如：对重大手术、主要病情，医务人员向家属交代不清；病历记录不完善；药品及医疗器械不合格等。由此引起纠纷的也有相当的一部分。

（4）医疗单位服务态度差，部分基层医院的医疗条件及年轻医生理论实践经验欠缺，导致病人出现不良后果。

（5）还有一些不具备大型、复杂、疑难手术条件的医院在不具备必要的仪器、设备以及相当业务素质的医务人员的条件下，盲目开展业务引起的医疗纠纷。

（6）有些病人因对医学知识及人体病变复杂性认识不够，出现对疾病的症状和体征发现或观察认识不正确，对病情观察不细致、不准确，对疾病本质判断错误，也会成为产生医疗事故的原因。

2. 病员及其家属方面

大致有以下几种情况：

（1）病员及家属缺乏医学知识，不能正确理解和对待诊疗过程中出现的合并症、并发症、后遗症和医疗意外等。

（2）病员及其家属在治疗前存在不切实际的、过高的期望，忽视了医学本身的复杂性和风险性，当出现与自己预期的不同结果时，就认为医务人员有过失，从而引起纠纷。

（3）患者身体基础条件不良，或患者在医疗过程中不遵守医嘱，违反医院管理规定。

（4）也有极少数病员及家属是由于为了满足某种私欲无理取闹故意挑起纠纷的情况。

除以上两方面原因以外，涉及医疗纠纷的问题也很多，有些是目前临床医学自身所难以解决的，如：由于临床分科愈来愈细，一个患者的疾病可能涉及几个专科，各专科间差异很大，对患者疾病的诊疗不能整体、全面、系统、有机地分析把握，未能制定科学的治疗方案，势必容易出现漏洞。另外，目前临床科室间对同一患者的病情交换意见不够充分，而各专科的纵深发展使这种现象愈演愈烈，存在很大的隐患。现代医学要求诊疗行为以人为本，突出疾病个体，而不是仅仅是切除病灶的医生。随着临床医学的发展，辅助诊断技术得到迅猛发展，而有的医生就过分依赖临床的辅助检查诊断，缺少自己的分析与判断。

二、导致医疗纠纷的医患沟通因素

医疗纠纷已成为当前医院管理的难点，时常困扰这医务人员，有时甚至严重干扰医院正常工作次序。据调查，在一些医院的医疗投诉中，80％医疗纠纷与患者沟通不到位有关，只有 20％的案例与医疗技术有关。容易引起误解、诱发医患纠纷的主要因素有：

1. 不重视医患沟通

医务人员往往忙于医疗诊治工作，忽略了病人的心理需求和情感要求，不能耐心地接待病人和家属，不和病人协商检查治疗方案，并告知治疗的目的，意义和可能的医疗风险，病人被动接受治疗。一旦发生风险、并发症，即使是目前医学所不可避免的合理并发症，由于医患相互交流不足和沟通不够，致使患者对医疗服务内容和方式的理解与医务人员不一致，进而信任感下降，患方也常常因不能理解而与院方无休止地争论，甚至拒付医药费，导致医疗纠纷。

2. 随便评价他人的治疗

在医疗过程中，由于每单位的医疗条件、设备和医务人员的技术水平等因素，对同一疾病的认识能力不同，会有不同的治疗方案，甚至出现误诊。然而，当病人再就诊时，有的医师却不假思索地随便评价，指责前面的医师、医院。如："这种方案根本无效"，"怎么这么晚才来？"还有的医师当着病人的面批评下层，点评治疗方案，评价治疗效果。如"这样的病人采取××方案比现在的方案更好"，这些常会引起病人的误解。特别是如果病人留有后遗症、并发症，常导致患方找上门来追究首诊医院的医疗责任，引发医疗纠纷。

3. 交代愈后不客观

我们的治疗对象是不同的个体，同样的治疗，同样的药物，反映不同，效果不同，并发症、过敏反应、医疗意外是随时可能发生的，有些是当前医疗无能为力的。面对医疗中的未知数，医师交代病情一定要客观、中肯。交代愈后不能说大话。如："医疗结束，你可以吃东西了""支架放入气管后，呼吸困难即可缓解"。这只是将有效的结果告诉病人和家属，无效的可能及可能的并发症没有告知病人和家属，甚至夸大疗效，增加病人和家属对治疗的期望值，而对发生并发症又没有思想准备，一旦发生了并发症或其他愈后不理想的结果，往往就会引起纠纷。

4. 不认真履行告知义务

医师的告知义务是患者知情权的重要体现。但是，长期以来受我国医患关系主从模式的影响，致使在医疗过程中医师往往忽略了自己的告知义务。如在临床治疗中强调了医师的自主权，忽略了患者的主动权和参与权，不和病人协商检查治疗方案，告知治疗的目的、意义和可能的医疗风险。特别在紧急情况下或在术中出现某些"意外情况"时，出于各种原因或害怕患方知道后"找茬生事"，从而造成履行告知义务欠缺，引发医疗纠纷。

以上种种情况无不说明，医疗纠纷与医患沟通不到位紧密相关联。恰当的沟通，对病人治疗和康复起着良好的正面效应，而不适当的沟通或不沟通，常会导致医疗纠纷。因此，作为医务人员应掌握沟通技巧，提高服务艺术，尊重病人，关心病人，认真做好与病人的沟通工作。

三、良好沟通在防范医疗纠纷中的作用

医患关系是医疗中人际关系的首要问题，而医疗实践证明，在对病人实施治疗的整个过程中，除技术水平外，医师与病人的语言沟通有着重要的作用。所以，良好的沟通是建立和谐医患关系的法宝。

1. 良好沟通有利于让病人了解医学知识，减少医疗纠纷

当前医疗纠纷冲突中有很多是发生于患者对医疗知识不甚了解的基础上的，特别是随着现代医学科学技术的发展，先进的设备用于临床，有诊断的，有治疗的，在诊断与治疗的过程中都可能出现不适反应。如果医生不把先进设备的治疗效果及可能出现的不适告诉患者，一旦有异常情况出现，病人很可能把自身原有的疾病转移到这些诊断方法上。良好的沟通，详细地说明，耐心地解释，则有利于病人了解治疗工作的运行，疏导病人紧张的心理，减少医患间不必要的误会，从而减少医疗纠纷。

2. 良好沟通可提高诊断率，减少误诊率和医疗事故

整个医疗诊治过程，就是医患的互动过程，良好的沟通是确定最佳治疗方案的基本前提。如在临床诊治过程中，医师做的第一件事是采集病史。有的资料报道，80%的病人通过采集病史就可做出诊断，体格检查只占20%。加强医患沟通，通过详细询问患者病史，了解与患者疾病相关的因素，有利于医师全面了解掌握患者疾病发生、发展的临床资料。通过对患者临床资料的分析，发现患者疾病的特点和规律，选择最佳的治疗方案。这样，可提高诊断率，减少误诊和医疗事故的发生。

3. 良好沟通有利于建立良好的医患关系，减少医疗纠纷

医疗纠纷绝大多数有医患关系不协调的背景。因此，医务人员要把掌握建立良好医患关系的本领同掌握医疗技术同等对待。良好的沟通可增加医患相互信任，减少医疗过程中的误会和摩擦，构建和谐医患关系。在诊治病人时，要让病人了解你，知道你在他治疗中的地位和作用，让病人建立起对你应有的信任。要按照《医疗事故处理条例》的规定，认真履行自己的告知义务。告知患者及家属患者的病情、医疗措施、治疗风险和可能的愈后结果，等等。在交流中，医师可以把自己的看法和要求交给病人，让病人选择或接受治疗方案，并照此去做。这样做有助于预防和减少医疗纠纷，改善医患关系，也是提高医疗质量和患者满意度的重要环节。医务人员履行告知义务，还应确实做到合情、合理、合法。和谐良好的医患关系，可使医患团结一致战胜疾病，减少医疗纠纷。

4. 良好沟通对促进医院医德医风建设有着积极的意义

医务人员的职业道德是医务人员应具有的思想品质。高尚的职业道德，是防范医疗纠纷

的基础。医务人员良好的医德表现在：自觉刻苦钻研业务，具有精湛的医疗技术。良好的医德也是调节医患关系、医医关系的杠杆和准则，是执行规章制度的基础。医务工作者应体现"救死扶伤、忠于职守、爱岗敬业、满腔热忱、开拓进取、精益求精、乐于奉献、文明行医"的职业道德风尚。然而，在市场经济大潮的影响下，一些医疗单位只注重追求经济利益，放弃了对医务人员医德医风的教育和精神文明建设，一些医务人员在对待病员的态度上出现冷、硬、顶、气等现象。综观医疗纠纷的起因，几乎每一起纠纷中都涉及医德医风问题，有一些非医源性纠纷，则纯粹是由医德医风问题引起。所以，加强医务人员的职业道德教育，树立良好的医德医风是抵制和纠正行业不正之风、预防医疗纠纷的重要措施。良好的医患沟通是打造优质服务、构建和谐医患关系的前提。卫生部部长高强曾就加强医患沟通、构建和谐的医患关系指出：要充分认识构建和谐医患关系的重要性和紧迫性，医务人员和患者之间能否建立互相信任、互相尊重、互相理解、互相帮助的和谐关系对于能否实现战胜疾病的目的是至关重要的。自古以来，许多著名的医学家对医患关系做了精辟的分析和阐述，大医精诚、杏林春暖，留给后人多少佳话。

第三节　医疗纠纷的处理

在日益重视生命和健康的当代社会，医疗纠纷越来越成为普通百姓、医疗机构乃至国家关注的一个重点，如果处理不当，往往会引发社会矛盾，影响社会稳定。随着人民群众法律意识的不断提高以及我国医疗体制的改革的不断深入，医患纠纷、医疗纠纷已成为社会关注的热点。当然，医疗纠纷并不等于医疗事故，导致医疗纠纷的原因是多种多样的，有医疗事故方面的，也有不少非医疗方面的纠纷，例如收费纠纷、服务纠纷等等，涉及面广泛，类型多种多样。但是，医疗事故与医疗纠纷有着密切的联系。正确处理医疗事故，对保护患者和医疗机构及其医务人员的合法权益，维护医疗秩序，保障医疗安全，促进医学科学的发展都有着积极的意义和作用。

一、医疗事故的界定

（一）医疗事故的概念

根据《医疗事故处理条例》规定，医疗事故是指医疗机构及其医务人员在医疗活动中，违反医疗卫生管理法律、行政法规、部门规章和诊疗护理规范、常规，过失造成患者人身损害的事故。医疗事故属于特定的职业事故，因此，确认医疗事故必须具备以下基本条件：医疗事故的主体是医疗机构及其医务人员；行为具有的违法性；医疗事故发生在医疗活动中；医疗机构及其医务人员主观上具有过失；造成了患者人身损害；医疗机构及其医务人员的过失行为与患者的损害之间有直接的因果关系，上述六个条件互相联系，有机统一，形成了完整的医疗事故概念，六个条件必须同时具备，医疗事故才能成立。

（二）不属于医疗事故的几种情况

医疗活动是一种高度风险的活动，医疗过程又是一个十分复杂的过程，它受到各方面的限制和影响。在有的情况下，即便医疗机构和医务人员不存在违法违规的过失行为，进行医疗活动也可能发生患者人身损害的后果。将临床上难以预料、难以避免、难以防范的情况排除在医疗事故认定范围之外是很有必要的，是对医护人员的保护。

《医疗事故处理条例》规定有下列情形之一，不属于医疗事故：

（1）在紧急情况下为抢救危重患者生命而采取紧急医学措施造成不良后果的。

（2）在医疗活动中由于患者病情异常或者患者体质特殊而发生医疗意外。

（3）在现有医学科学条件下，发生无法预料或者不能防范的不良后果的，这也是属于医疗意外事件的规定。

（4）无过错输血感染造成不良后果的，不属于医疗事故。

（5）因患方原因延误治疗导致不良后果的，不属于医疗事故。

（6）因不可抗力造成不良后果的，不属于医疗事故。

（7）非法行医，造成患者人身损害的。

（三）处理医疗事故的相关法律

医疗纠纷发生的原因是多种多样的，但医疗纠纷的发生往往又与医疗事故有关。因为医疗事故侵犯了我国法律保护的公民的生命权和健康权，依法及时地处理好医疗事故，使患者的利益得到维护，使医疗机构和医务人员通过处理医疗事故，明确责任，吸取教训，总结经验，杜绝以后此类事故的发生，促进医疗服务水平的提高都具有十分重要的意义。目前，处理医疗事故依据的法律、法规主要有《中华人民共和国民法通则》、《医疗事故处理条例》、卫生行政部门发布的规章以及有关的诊疗护理规范、常规等。

二、医疗事故及纠纷的预防

在医疗实践中，引起医疗事故及纠纷的原因是多种多样的，而多种原因又往往交织在一起。在医疗卫生机构中，一旦出现医疗纠纷，会直接或间接地涉及医患双方的权益、道德和法律责任问题。因此，必须重视医疗纠纷的防范工作，只有有效地防范医疗纠纷的发生才是解决医疗纠纷的关键所在。

（一）加强医务人员业务能力与医德教育

医疗活动直接面对的是患者的健康和生命，这就要求医务人员的医疗活动必须受到医疗道德和医学伦理的规范。对广大医务人员应进行社会主义医德教育，要树立社会主义医疗职业道德，增强责任心，恪守职业道德，才能更好地为病人服务。从医疗机构的角度来讲，在市场经济条件下，医务人员良好的医德医风，对于树立医疗机构自身良好的形象，打造医疗服务品牌，增强其竞争力也有着重要的现实意义。

（二）遵守卫生管理法律、法规、规章和医疗规范，加强法制教育

预防医疗纠纷和事故的发生，首先要求医疗机构对医务人员进行医疗卫生管理的法律、法规、规章与诊疗护理规范和常规的教育，严格执行医疗卫生管理法律、行政法规、部门规章和诊疗护理规范。其次应该教育医务人员增强法律意识和法制观念，一方面使他们充分认识到医疗活动中医患双方在法律上的平等地位以及法律所赋予的权利和义务，尊重患者的生命权、健康权、知情同意权等权利，合理谨慎地开展医疗活动；另一方面使医务人员和医疗机构了解自身应当承担的义务和违反这些义务所应当承担的法律责任，从而避免违反义务的行为。

（三）加强医疗服务质量的监控

《医疗事故处理条例》规定，医疗机构应当设置医疗服务质量监控部门或者配备专（兼）职人员，负责质量管理工作。医疗机构设置医疗服务监控部门或配备专（兼）职人员，具体负责监督本医疗机构医务人员的医疗服务工作，检查医务人员执业情况，接受患者对医疗服务的投诉，向其提供咨询服务。医疗服务质量对患者的生命和健康至关重要，良好的医疗服务有利于患者尽快康复，也有利于医疗事故发生后双方的协调和解决，有效地避免医疗纠纷的发生。

（四）严格按规定书写病历并妥善保管病历资料

医疗机构应当按照国务院卫生行政部门规定的要求，书写并妥善保管病历资料，严禁涂改、伪造、隐匿、销毁或者抢夺病历资料。因抢救急危患者，未能及时书写病历的，有关医务人员应当在抢救结束后6小时内据实补记，并加以注明。医方有书写并妥善保管病历资料的义务，允许患者复印有关病例资料等与举证相关的重要文件部分。

（五）医疗机构及医务人员应向患者履行如实告知的义务

在医疗活动中，医疗机构及其医务人员应当将患者的病情、医疗措施、医疗风险等如实告知患者，及时解答其咨询。但是，应当避免对患者产生不利后果。

（六）医疗机构应当制定切实可行的应急预案

医疗事故发生后，在给患者造成身心损害的同时，也会给医疗机构带来不良影响。因此，医疗机构应坚持"预防为主"的原则，切实采取有效措施防止医疗事故的发生，以事前防范为主。医疗机构应制定切实可行的应急预案。预案应明确应急机制中各部门及其人员的组成、具体职责、工作措施以及相互之间的协调关系。预案在其针对的情况出现时启动。医疗机构制定的应急预案应包括两种：防范医疗事故预案和处理医疗事故预案。

三、医疗纠纷与医疗事故的处理

（一）医疗纠纷与医疗事故的处理原则

处理医疗事故与医疗纠纷，应当遵循公开、公平、公正、及时、便民的原则，坚持实事求是的科学态度，做到事实清楚、定性准确、责任明确、处理恰当。在医疗活动中，一方面，医患双方的关系是不平等的，医务人员在医疗活动中享有更多的主动权，比如处置权、处方权等；另一方面，从法律角度来讲，医患双方关系在本质上是民事法律关系，医患双方应当处于平等的地位。公开、公平、公正地解决医疗事故与医疗纠纷争议，切实保障医疗机构及医务人员和患者的合法权益，是《医疗事故处理条例》的立法目的之一。就公开、公平、公正三者而言，公开是公正的保障，公正是公平的基础。

1. 实事求是的原则

医疗机构和卫生行政主管部门对发生的医疗事故或可能发生的医疗事故的事件，应当坚持实事求是的科学态度，及时、认真地做好调查研究工作，全面分析事故原因，做到责任明确，处理得当。

2. 维护医患双方的合法权益原则

正确处理医疗事故，既要保障病人的合法权益，也要维护医务人员的正当利益，坚持法律面前人人平等。

（二）医疗纠纷与医疗事故的处理程序

1. 报　告

医务人员在医疗活动中发生或者发现医疗事故、可能引起医疗事故的医疗过失行为或者发生医疗事故争议的，应当立即向所在科室负责人报告，科室负责人应当及时向本医疗机构负责医疗服务质量监控的部门或者专（兼）职人员报告；负责医疗服务质量监控的部门或者专（兼）职人员接到报告后，要进行调查、核实，将情况如实向本医疗机构的负责人报告。导致患者死亡或者可能为二级以上的医疗事故、3人以上（含3人）人身损害后果属于重大医疗过失行为，医疗机构应当在12小时内向所在地卫生行政部门报告。

2. 采取有效措施防止损害扩大

当发生或发现医疗过失行为时，医疗机构及其医务人员应当立即采取有效的措施，避免或减轻对患者身体健康的损害，防止损害扩大。医疗过失行为可能给患者造成不同程度的损害后果，造成患者身心健康的伤害。因此，医疗机构有责任在发生或发现医疗过失行为时，及时采取有效的措施避免或减轻对患者身体健康造成的损害，并防止损害的扩大。

3. 封存病历资料和现场实物

《医疗事故处理条例》规定，发生医疗事故时患者有权复印或复制其门诊病历、住院志、体温单、医嘱单、化验单（检验报告）等客观性病历资料。主观性病历资料是记录医疗人员对患者病情、治疗进行分析、讨论的主观意见的资料，反映医务人员对患者疾病及其诊疗情况的主观认识和实施医疗行为的主观动机。在医疗事故技术鉴定中这部分病历资料对于判定是否属于医疗事故以及责任程度具有重要作用。因此,《医疗事故处理条例》规定,对主观性病历资料可以在医患双方在场的情况下进行封存。封存的病历资料通常为原件,但如果发生医疗事故对患者的治疗过程未予总结,也可以是复印件,封存后由医疗机构保管,在进行医疗事故技术鉴定时由医患双方共同启封。疑似由输液、输血、注射、用药等引起不良后果的,医患双方应当共同封存和启封现场实物,同时需要封存的还有同批同类物品,以备检验时做对照检验。

4. 尸 检

《医疗事故处理条例》规定,发生医疗事故争议时,患者死亡原因难以确定或医患双方对死亡原因有异议的,医疗机构和死者近亲属均可提出进行尸检的要求,但尸检时必须经死者近亲属同意并签字后方可进行。尸检应当在患者死亡后四十八小时内进行,具备尸体冻存条件的,可以延长至七日。承担尸检任务的机构必须具备相应条件和资格,进行尸检工作的人员也要具备相应的资格。

(三)医疗纠纷与医疗事故的处理途径

当医疗事故或医疗纠纷发生后,应按程序进行处理。《医疗事故处理条例》明确了解决医疗争议的三条途径,即医患双方当事人可以自愿选择协商解决,不愿协商或协商不成的,医患双方当事人可以向卫生行政部门申请行政调解,也可以向人民法院提起民事诉讼,解决医疗事故争议。

1. 自行协商解决

医疗事件争议发生后,医疗机构可以与患方通过协商的形式,达成谅解的协议,自行协商解决医疗事件争议。这是《医疗事故处理条例》规定的一条非常重要的医疗事故和医疗纠纷处理途径,在医疗事件争议处理的实践中,已经证明这是有效解决医疗事故和医疗纠纷争议的重要的可行办法,大量的医疗事件争议是通过医患双方自愿协商形式获得解决的,这有效缓解了社会矛盾,及时处理了医患双方争议。

在协商解决过程中,双方对医疗争议事件无法确定是否为医疗事故时或出现对事件定性发生争议时,可以共同向负责组织医疗事故技术鉴定的医学会提出鉴定申请,并根据鉴定结论再协商解决。

实践证明,协商是有效解决医疗事故和医疗纠纷争议的重要的可行的办法,但协商不等于不讲原则的"私了"。《医疗事故处理条例》要求医疗机构在规定时间内报告通过协商解决的医疗事故争议,就可以在一定程度上将协商解决置于卫生行政部门的管理和监督下进行,这样做,一方面有利于使医疗事故争议双方按照平等、自愿的原则,合理、合法地解决争议,能够保证发生医疗事故的医疗机构和医务人员承担相关的行政法律责任,起到认真总结经验、吸取教训,提高医疗质量的作用。另一方面也可以避免和防止患方以"私了"为由,聚集亲友到医院闹事,或找新闻媒体曝光,或到政府部门喊冤等向医疗机构无理施压,迫使医疗机构支付高额赔偿的情况发生。

2.　申请行政调解

《医疗事故处理条例》规定，发生医疗事故争议后，医疗机构或患者都可以向卫生行政部门提出处理申请。所谓医疗事故行政处理申请，是指医疗事故争议的医患双方当事人，以自己的名义请求卫生行政部门依照行政程序处理医疗事故争议，依法保护其合法权益的行为。医方提出申请的可以是医疗机构，也可以是相关医务人员；患方提出申请的应为患者本人，如患者死亡应为死者近亲属。

《医疗事故处理条例》规定，申请进行医疗事故行政处理时，医患双方当事人的申请应以书面形式提出。这是因为医疗事故行政处理是一个严肃的依法行政过程，关系到医患双方的合法权益，必须有一个严谨、科学、客观和有效的形式和程序；用书面形式提出申请更能准确、详细、全面地反映医疗活动过程和申请人的意愿。以书面形式提出申请，便于卫生行政部门对医疗事故争议登记存档，符合行政处理工作程序。当事人向卫生行政部门提出医疗事故争议处理的时效为 1 年，超出规定时限提出申请的，卫生行政部门不予受理。

对符合《医疗事故处理条例》规定的，卫生行政部门应当受理。需要进行医疗事故技术鉴定的，卫生行政部门应当委托医学会组织医疗事故技术鉴定。对于符合《医疗事故处理条例》规定作出的医疗事故技术鉴定结论可以作为进行行政调解的依据。

3.　向人民法院提起民事诉讼，解决医疗事故争议

根据《医疗事故处理条例》规定，医疗事故争议发生后，医患双方可以选择自愿协商解决、向卫生行政部门提出医疗事故争议处理申请。双方当事人既不愿协商也不同意由卫生行政部门来调解，或者对行政调解结果不服的，可以向人民法院提起民事诉讼。

《医疗事故处理条例》规定，如果当事人的起诉符合人民法院受理民事案件的条件，人民法院应当及时受理，并依法处理，做出裁决；当事人已经向人民法院提起民事诉讼的，卫生行政部门不再受理；如果卫生行政部门尚未受理的，不予受理；已经受理的，应当终止受理。之所以这样规定，是因为行政处理程序和司法处理程序不能同时进行，医疗事故争议当事人不能同时启动两种程序，不能同时在两个途径中解决医疗事故争议问题。医患双方通过司法诉讼程序解决医疗事故争议案件，是处理医疗事故争议的最终途径。

基于上述情况，不论医疗事故争议通过哪种途径得以解决，在解决医疗纠纷的过程中，若医患双方对医疗事件性质判定不清楚或认定存在分歧的，可以向当地医学会申请做医疗事故技术鉴定。若要进行赔偿，均按照《医疗事故处理条例》规定的赔偿标准、范围进行赔偿。

（张毅萍）

参 考 文 献

[1] 王锦帆．医患沟通学．北京：人民卫生出版社，2006．

[2] 魏来临，张岩编．临床医患沟通与交流技巧．济南：山东科学技术出版社，2005．

[3] 王一方，赵明杰．医学的人文呼唤．北京：中国协和医科大学出版社，2009．

[4] 王　平．医学人文与职业生涯．昆明：云南科技出版社，2007．

[5] 李永生，朱海兵．医务语言学概论．郑州：郑州大学出版社，2005．

[6] 姜学林，赵世鸿．医患沟通艺术．上海：第二军医大学出版社，2002．

[7] 徐　普，邢　璐．医患沟通理论与实践．西安：第四军医大学出版社，2003．

[8] 陈曙光．医务人员服务技巧．成都：四川大学出版社，2004．

[9] 杨　辉．当代护士的语言与技巧．太原：山西科学技术出版社，2001．

[10] 冯忠堂，董　峻，张瑞宏主编．医学伦理学．昆明：云南科技出版社，2003．

后 记

　　医患关系是医疗人际关系中最主要的一种关系，是以医疗职业技术为基础、以道德为核心，在医疗实践活动中产生和发展的一种人际关系。医患沟通属于医患关系中的非技术层面的范畴，是医患关系的重要内容之一，包含了医患双方交往中社会、心理、法律的关系。随着医学模式向生物—心理—社会的转变，人们打破了长期以来在医学实践中就病论病的纯生物模式，提出了"以病人为中心"、从整体性出发去认识治疗病人的模式，要求医生除了了解疾病，还要了解患者的心理人格特征、社会因素、个体差异，与患者建立和谐、平等，相互尊重、相互参与的平等关系，从而高质量地实现治疗的目的。

　　培养符合现代医学模式要求的高素质医学人才，不仅需要医学知识和临床技能的学习，还需要在医学教育中加强人文素养和实践能力的培养。我们根据《中国高等教育改革发展纲要》、《教育部卫生部关于加强医学教育工作提高医学教育质量的若干意见》的精神以及国际医学教育学会（IIME）制定的本科医学教育"全球最低基本要求"等，在培养医务人员医患沟通能力方面进行了一系列实践和初步总结。为了适应教学需要，我们组织昆明医学院、云南中医学院、大理医学院等医科院校及其附属医院有关人员编写了这本教材。本书是集体智慧的结晶，既展现了承担《医患交流与沟通》课程教学的教师学习、研究的初步成果，也反映了其对当前医学教育改革的具体途径的有益探索。

　　在编写过程中，我们充分注意我国医疗卫生改革要求和医学教育实践的情况，吸收国内外医患交流与沟通教学研究的成果，充实了内容，努力使教材贴近临床工作实际，具有较强的针对性。此外，我们还参阅了许多专家学者的论文、专著和兄弟院校多个版本的相关教材，受益良多，由于范围较广，恕不一一列出作者姓名，在此一并致谢。

　　本书的策划、编写和出版，得到云南省卫生厅陈觉民厅长的热情鼓励，得到昆明医学院党委王灿平书记、院长姜润生教授的大力支持，得到副院长李燕教授的具体指导，得到西南交通大学出版社的积极帮助——将此书列为"21世纪医学人文素质教育新教材系列"正式出版，在此我们深表谢意。由于我们开设《医患交流与沟通》课程时间不长，加之作者水平有限，不妥之处在所难免，恳请专家、读者批评指正。

编　者
2011 年 4 月 15 日